Jan O. Deiters

ABC

der

Aromatherapie

VERLAG PETER ERD · MÜNCHEN

Die in diesem Buch aufgeführten Ratschläge wurden von Autor und Verlag sorgfältig geprüft. Eine Garantie bzw. Haftung kann nicht übernommen werden.

1. Auflage 1997
Lektorat: Roland Rottenfußer
Umschlaggestaltung: Studio Höpfner-Thoma
Layout: Jan O. Deiters, Anna Soldan
Copyright © Verlag Peter Erd München 1997
ISBN 3-8138-0440-2

Inhalt

Vorwort   8
Einleitung und Gebrauchshinweise   10

Teil A: Dufte Theorie
Wie Düfte wirken   14
Was ist Gesundheit?   17
Anwendungs- und Wirkungsbereiche   19
Auswählen, Mischen, Dosieren   24
Cremes, Parfums und Bäder selbstgemacht   28
Dufterlebnisse mit dem Partner   31
Raumbeduftung   32
Aromen und Chakren   34
Aromen und Tarot   35
Aromen und Astrologie   37
Aromen und Runen   38
Weitere wichtige Hinweise   39

Teil B: Anwendungen
Akne   41
Antrieblosigkeit   43
Appetitmangel   45
Asthma   46
Blasenentzündung   48
Bronchitis   49
Burn-Out-Syndrom   50
Cellulitis   52
Depression, Mutlosigkeit   54
Desinfektion   56
Diabetes   57
Durchblutungsstörungen   59
Ekzeme/Dermatitis   60
Erkältung / Grippe   62
Fußpilz   64
Halsschmerzen   65
Haut, empfindliche   66
Hautpflege   67

Herpes 68
Heuschnupfen 69
Insektenstiche, Insektenbisse 71
Kinderkrankheiten 72
Konzentrationsschwäche 74
Kopfschmerzen / Migräne 75
Krampfadern 77
Kreislaufbeschwerden 78
Kummer, Traurigkeit 79
Menstruationsbeschwerden 81
Müdigkeit 83
Muskelschmerzen 85
Nebenhöhlenentzündung 86
Nervosität, innere Unruhe 87
Neuralgien 88
Schlafstörungen 89
Schuppen 91
Sexuelle Unlust (Männer und Frauen) 92
Streß 94
Suchterkrankungen 97
Übergewicht 98
Verdauungsstörungen 100
Verstopfung 102
Wechseljahresbeschwerden 103
Zahnfleischentzündung 105

Teil C: Die Aromen und ihre Wirkungen

Basilikum 108
Benzoe 108
Bergamotte 108
Cajeput 109
Eukalyptus 109
Fenchel 109
Fichtennadel 110
Geranie 110
Grapefruit 110
Jasmin 111
Kamille 111

Lavendel   111
Lemongras   112
Melisse   112
Muskateller-Salbei   112
Neroli   113
Orange (süß)   113
Patchouli   113
Pfeffer   114
Pfefferminze   114
Rosmarin   114
Salbei   115
Sandelholz   115
Tea-Tree (Teebaumöl)   115
Vanille   116
Wacholder   116
Ylang-Ylang   116
Ysop   117
Zedernholz   117
Zitrone   117
Zypresse   118
Literaturverzeichnis   119

Vorwort

In den Köpfen von immer mehr Zeitgenossen und - mit zeitlicher Verzögerung - auch vieler Ärzte vollzieht sich derzeit ein erstaunlicher Wandel in der Auffassung von Krankheit und Gesundheit. Die Auffassung nämlich, daß Krankheit und Gesundheit in großem Ausmaß von mentalen Vorgängen, also von Gedanken, Glaubenshaltungen und Visionen beeinflußt werden.

Durch diesen Wandel bekommen vor allem solche Verfahren Auftrieb, die den Weg über das Bewußtsein gehen. Die Psycho-Neuro-Immunologie erforscht die Wechselwirkungen von mentalen Faktoren und körperlichen Wirkungen mit dem Ergebnis, daß mentale Prozesse nicht nur zur Krankheit führen können, sondern daß auch Gesundheit durch mentale Steuerung gefördert werden kann. Der Oberbegriff für diese Zusammenhänge ist „Mentale Medizin", die Medizin der Zukunft.

Viele herkömmliche Kategorien verlieren dadurch an Bedeutung. Der Begriff „Naturheilverfahren" beispielsweise transportiert eine gewisse Ideologie, die durch die Worte „Natur" und „heil" ein Bild der Harmlosigkeit und Nebenwirkungsfreiheit vermitteln möchte. Es ist heute viel sinnvoller, zwischen „harten" und „weichen" Therapien zu unterscheiden und immer die Frage zu stellen, ob mentale Vorgänge in das therapeutische Konzept einbezogen werden sollen oder nicht.

Die Aroma-Therapie integriert mentale Vorgänge schon deshalb, weil sie einerseits direkt über das Gehirn zur Wirkung kommt und andererseits über die mentale Schiene körperliche Vorgänge stimulieren kann.

Ich wünsche diesem Buch, daß es vielen Menschen eine Vorstellung davon vermittelt, was „weiche" Therapien zu leisten imstande sind. So könnte das Buch Vertrauen vermitteln in die Erkenntnis, daß es sich immer lohnt, für die Gesundheit einen eigenverantwortlichen Beitrag zu leisten.

Dr. med. Bernd Dyckhoff
Leiter der Akademie für Mentale Medizin, Bonn,
Februar 1997

Düfte bestimmen unser Leben in ganz erheblichem Maße. Diese Tatsache resultiert aus zwei Vorgaben der Natur:

1. Wir Menschen haben eine Nase mit einem definierten Duft-Bereich. Allein diese Tatsache sollte uns bewußt machen, daß wir auf Gerüche in allen Schattierungen und Stärken reagieren, weil dies einfach zu unserem Wahrnehmungsspektrum gehört.

2. Noch vor dem Sehen, Hören oder Schmecken kommt das Riechen. Die Verarbeitungsorgane für Düfte gehören zu den ältesten Gehirnteilen beim Menschen, wo auch andere ursprüngliche Abläufe und unwillkürliche Verhaltensweisen ihren Sitz haben.

Unabhängig also von wissenschaftlichen Erklärungsversuchen sollten wir akzeptieren, daß Düfte eine große Rolle spielen.

Wir wissen dies aus dem täglichen Leben: Bei Essensdüften läuft uns das Wasser im Munde zusammen, Magensäfte produzieren Verdauungsenzyme, Erinnerungen an gemütliche Stunden werden wach, und manche Mitmenschen können wir einfach nicht "riechen", usw. Die Liste ist endlos, und die daraus resultierenden Konsequenzen sollten nicht überschätzt, aber auch nicht ignoriert werden.

Die Natur selbst liefert unendlich viele weitere Beispiele für Duftstoffe als wesentliche Bestandteile der Kommunikation.

Bei den Tieren dienen sie zur Abgrenzung von Revieren, zur Partnersuche bis hin zur Markierung von Wegen oder dem Ausdruck von unterschiedlichen Stimmungen; bei den Pflanzen sind sie Köder für Insekten, sichern damit die Fortpflanzung und liefern die Grundstoffe zur Heilung von menschlichen und tierischen Beschwerden gleichermaßen.

Damit schließt sich der Kreis. Unter dem Aspekt der eigenverantwortlichen Gesundheitsvorsorge und der Heilungsunterstützung bzw. Vorbeugung von Krankheiten ist die Aroma-Therapie ohne Einschränkung zu empfehlen. Dennoch sollte verantwortungsbewußt mit diesen natürlichen Stoffen umgegangen werden. Sie sind nicht immer nur unbedenklich. Wer Krankheiten heilen möchte, sollte sich unbedingt der Hilfe eines versierten Arztes oder Heilpraktikers versichern.

In diesem Buch sind viele Symptome und ihre Behandlung beschrieben. Ich habe mich dabei bewußt auf die häufigsten Beschwerden beschränkt - ein vollständiges Nachschlagewerk wäre schlichtweg unsinnig.

Denn es kommt bei der Behandlung der einzelnen Krankheitsbilder auch auf Erfahrung und Intuition an. Kein noch so umfangreiches Tabellenwerk könnte hier sichere Abhilfe schaffen, sondern würde die Verwirrung nur noch steigern. So sind die Ausführungen dieses Buches durchaus auch als Anregung zur eigenen Weiterentwicklung zu verstehen. Das Rüstzeug dazu haben Sie hier in der Hand.

Wenn Sie sich tiefer in die Materie einarbeiten wollen, dann wird Ihnen das Literaturverzeichnis einige Hinweise geben können. Dort sind auch Bücher angeführt, die sich neben der Aromatherapie auch mit anderen Aspekten der Heilkunde und der persönlichen Weiterentwicklung beschäftigen.

Alles weitere kommt sozusagen von selbst, wenn Sie sich einen lockeren und freimütigen Zugang zu dem angebotenen Wissen bewahren.

In diesem Sinne wünsche ich dufte Erfahrungen!

Mein Dank für vielfältige Unterstützung geht an Wiltrud Hanke und meine Partnerin Anna Soldan.

Weitere Tips:

Unter dieser Rubrik stehen besondere Tips und Hinweise, die Ihnen den Umgang mit den Aromaölen erleichtern. Oft sind es die berühmten "Kleinigkeiten", mit denen teilweise überraschende Ergebnisse erzielt werden können.

Außerdem erfahren Sie hier, was Sie neben der Nutzung von Aromen noch tun können, um schneller und besser gesund zu werden und zu bleiben.

Vielfach werden hier auch Fragen aufgeworfen, die zu einem tieferen Verständnis der Krankheit führen können, so daß nicht nur die Symptome betrachtet werden, sondern auch deren Ursachen, die nicht immer in direktem Zusammenhang stehen müssen.

Teil A

Dufte Theorie

Jeder Duftstoff setzt sich aus einer Vielzahl von chemischen Einzelwirkstoffen zusammen, von denen ein Teil direkt auf unseren Körper wirkt.

Das besondere dabei: Der Duft selbst hat offenbar nur eine untergeordnete Wirkung. Vielmehr transportiert er mit seinen Molekülteilen ganz bestimmte Informationen, die dann über die Nerven zum Riechhirn transportiert werden und dort Reaktionen auslösen.

Der Duft ist also quasi ein Botenstoff mit einer spezifischen Information, die dann vom Gehirn gelesen und umgesetzt wird. Dies entspricht in etwa einer Computer-Diskette mit einem bestimmten Programm, das von der Hardware und dem Betriebssystem des PC gelesen und ausgeführt wird.

Die Duftmoleküle werden aus der feuchten Nasenschleimhaut herausgefiltert und docken an die Riechzellen an. Die spezifische Information wird auf elektrischem Wege über die Nerven in das Riechhirn (das Limbische System) befördert, das zu den ältesten Bestandteilen des Gehirns gehört und auch die Kreativität, die Intuition und die anderen vegetativen Vorgänge mit beeinflußt. Dort werden dann die Botenstoffe, Hormone und andere Steuermittel und neurochemische Stoffe in den Körper ausgeschüttet, mit denen dann Reaktionen im Körper ausgelöst werden.

Das bedeutet: Noch bevor wir einen Geruch bewußt bemerken und zuordnen können (also mit unserem Großhirn analysiert haben), wirkt er schon!

So sind diese Abläufe der direkten Steuerbarkeit durch das Bewußtsein entzogen - ähnlich der Steuerung für das Herz, dem wir auch nicht jedesmal sagen müssen, daß es nun zu pumpen habe.

Bei Symptomen oder Beschwerden gilt es also, das Aroma (oder eine Mischung mehrerer Aromen) zu finden, die entsprechende Informationen zur Auflösung der Beschwerdebilder weitergeben.

Neben dieser direkten Wirkung auf den Körper werden die Informationen der Duftstoffe auch vom Großhirn aufgenommen und entsprechend analysiert und bewertet. Wir empfinden dann ein Aroma bewußt als warm, gemütlich und sicher oder als anregend, konzentrationsfördernd und frisch oder einfach nur als unangenehm oder aufregend.

Der bewußte Umgang mit einem Riechstoff erfolgt aber erst lange nach der unbewußten Zuordnung, die auch unser Unbewußtes aktiviert und ganze Informations- und Erinnerungskomplexe wieder aufleben läßt.

So beeinflussen Düfte auch unser seelisches Wohlbefinden und Gleichgewicht, was dann über diese Wirkungsschiene auch wieder den übrigen Organismus beeinflußt.

Die Zusammenhänge erscheinen relativ komplex und passen so gar nicht in unser schulmedizinisches Vorstellungsbild hinein. Unter ganzheitlichen Gesichtspunkten jedoch ist das Ablaufschema auf der folgenden Seite nur logisch:

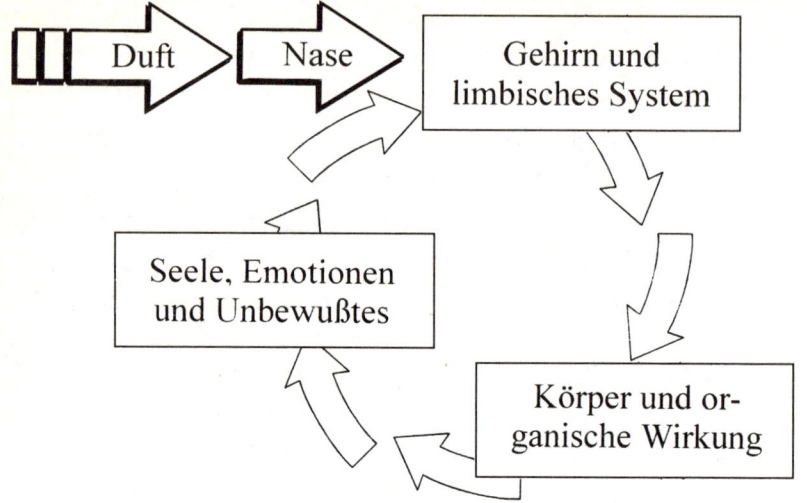

In diesem System beeinflussen sich Seele und Körper gegensei-
tig. Entweder negativ oder positiv, je nachdem, wofür sich jeder
von uns entscheidet.

Was ist Gesundheit?

Gesundheit ist mehr als einfach nur das Fehlen von Krankheit. Sie ist das harmonische und ausgeglichene Zusammenspiel von Körper, Geist und Seele.

Ist das Gleichgewicht auf einer dieser Ebenen oder auch untereinander gestört, entstehen Symptome und Beschwerden. Leider ist es oft nicht einfach, den Grund für eine Erkrankung herauszufinden. Auch soziale Faktoren, Umwelteinflüsse, mentale Aspekte und persönliche Prägungen (erlernt oder ererbt) fließen in ein Krankheitsbild hinein.

Zudem sind wir so erzogen, daß wir innere Zusammenhänge nur sehr schwer erkennen können. Wir haben verlernt, auf unser Inneres zu hören, in uns hinein zu lauschen und diese Wahrnehmungen in unser Verhalten einzugliedern.

Statt dessen sind wir es gewohnt (und erwarten es in der Regel auch), bei Symptomen ein Mittel vom Arzt zu bekommen, das die Beschwerden abstellt. Ergebnisse dieser Denkweise sind eine Fülle von Nebenwirkungen sowie die Tatsache, daß sich der Organismus ein anderes Symptom sucht, mit dem er die eigentliche Ursache zum Ausdruck bringen kann.

Ein Merkmal von Naturheilmethoden liegt darin, nicht vordergründig das Symptom zu beseitigen, sondern dessen Ursachen zu behandeln und das Gleichgewicht wiederherzustellen.

Aromatherapie hilft dabei, dieses harmonische Gleichgewicht wiederzufinden. Wenn Sie erst einmal "Ihre" Düfte gefunden haben, wissen Sie, wie diese - letztlich auch spirituelle - Entwicklung in Gang kommt.

Die Informationsinhalte des Aromas übertragen sich auf den gesamten Organismus. Steigendes Wohlbefinden, erhöhte Abwehrkräfte und alle anderen positiven Einflüsse verbessern Ihre Gesundheit.

Dabei sind die Anwendungsmöglichkeiten sehr weit gespannt und Sie werden viel Freude mit der Duft-Arbeit haben.

Weitere Tips:

Achten Sie ab sofort ganz bewußt auf die vielfältigen Düfte, Gerüche und Aromen, die ständig auf Sie einstürmen. Versuchen Sie einmal, die vielen Nuancen in eine Werteskala zu bringen. Die bewußte Wahrnehmung der Düfte gibt einen ersten Aha-Effekt und macht neugierig auf das Zusammenspiel von Ursache und Wirkung.

Anwendungs- und Wirkungsbereiche

Dem ganzheitlichen Ansatz wird mit den Aromen auf verschiedenen Ebenen entsprochen: Einmal wirken die Düfte über die Nase direkt auf das lymbische System und bewirken eine Ausschüttung von Hormonen und anderen Signalstoffen mit klaren und nachweisbaren Ergebnissen.

Zum zweiten dringen durch die Haut feinste Partikel der Aromen ein, werden vom Blutkreislauf aufgenommen und verteilen ihre Informationen ebenfalls im Körper.

Der dritte Aspekte ist die Massage, die entweder als Flächenmassage oder als Reizung der Reflexzonen und Akupressurpunkte durchgeführt wird und den Organismus über die Wirkungsmechanik der Meridiane beeinflußt.

Und schließlich die Wirkung auf die seelischen Bereiche, die mit ihrer Grundstimmung sehr wohl Einfluß auf den Verlauf einer Krankheit oder Heilung haben.

Auf den nächsten Seiten lesen Sie in Kurzform die verschiedenen Anwendungsmöglichkeiten:

Aroma-Lampe

In eine Schale mit Wasser die Aromen Ihrer Wahl eintropfen, leicht erwärmen (Teelicht oder Heizung) - und binnen weniger Minuten wirkt der gesamte Raum beruhigend, aktivierend, ausgleichend oder auf andere Weise im Sinne der ausgewählten Essenzen.

Badezusätze

Mit einem halben Becher süßer Sahne als Trägersubstanz stellen Sie sich die schönsten Badezusätze selbst zusammen. Wenige Tropfen Ihres Aromas reichen aus. Manche Aromen sollten sparsam verwendet werden, da sie Hautreizungen hervorrufen können. Dazu gehören beispielsweise Basilikum, Pfefferminze oder Bergamotte. Experimentieren Sie, denn jeder Mensch reagiert anders.

Eine weitere Möglichkeit sind neutrale Reinigungssubstanzen (aus der Apotheke), die mit einigen Tropfen Aroma vermischt werden. Nach etwa zehn bis vierzehn Tagen sind die Inhaltsstoffe miteinander verbunden, und Sie haben ganz individuelle Duschgels.

Massagen

Eine Massage an sich ist schon etwas wunderbar Entspannendes. Zu einem besonderen Erlebnis wird die Verwendung von Duftölen - egal ob bei der Selbstmassage oder zusammen mit einem Partner.

Reflexzonen und Akupressurpunkte

Viele Symptome oder Beschwerden sprechen sehr gut auf die Massage der Reflexzonen und Akupressurpunkte an. Besonders für die Beeinflussung des Gesamtzustandes und Wohlbefindens kann hier jeder bei sich selbst gute Ergebnisse erzielen. Bei den Beschwerdebildern im zweiten Teil wird es entsprechende Hinweise zur Lokalisation der jeweiligen Punkte geben.

Hier eine 5-Minuten-Massage für jeden Morgen zur Verbesserung des gesamten Wohlbefindens:

Massieren und kneten Sie folgende Körperpartien:

- Nacken und Halsansatz rechts und links der Wirbelsäule mit den Fingerkuppen
- Reiben und drücken Sie mit den Fäusten Ihren unteren Rücken
- Verschränken Sie Ihre Hände und spannen Sie alle Hand-Muskeln an
- Räkeln und strecken Sie sich im Bett so kräftig und ausgiebig wie möglich

Kompressen und Inhalationen

Inhalationen eignen sich besonders bei Erkrankungen der Atemwege. Kompressen vor allem für die äußerliche Anwendung bei Prellungen, Muskelschmerzen oder inneren Entzündungen. Hinweise zur Anwendung erhalten Sie bei den jeweiligen Beschwerdebildern.

Generell gilt für Inhalationen: 1 Liter kochendes Wasser mit 1-2 Tropfen Aroma.

Kompressen: Sehr warmes Wasser mit 3-5 Tropfen Aroma versetzen und Waschlappen oder kleines Handtuch damit tränken, auf die entsprechende Körperstelle legen und dick mit trockenen Handtüchern und Laken einwickeln.

Innerliche Einnahme

Hier ist besondere Vorsicht geboten. Einmal heißt "naturheilkundlich" nicht unbedingt auch "frei von Nebenwirkungen" oder "ungiftig"! Selbstverständlich können auch Aromastoffe negative Auswirkungen haben, wenn man sie falsch einsetzt. Insoweit sollte die innerliche Einnahme mit dem behandelnden Arzt oder Heilpraktiker abgestimmt werden oder aber Erfahrung mit der Aroma-Therapie vorhanden sein. Ausnahme hierbei ist die Einnahme der Essenzen in geringer Dosierung bei Erkältung und Magenbeschwerden.

Weitere Anwendungen

Tränken Sie Ihre Papiertaschentücher mit einem Tropfen Aromaöl, verschließen Sie die Packung wieder, und nach einigen Tagen hat das Papier die Duftstoffe völlig übernommen. Probieren Sie Rosmarin, Orange, Bergamotte, Cajeput.

Auf Reisen oder langen Autofahrten können Sie sich erfrischen, indem Sie 3 Tropfen Rosmarin oder Lavendel auf ein Taschentuch geben und immer wieder inhalieren.

Um Ihre Wäsche zu beduften, können Sie in den Trockner ein mit einigen Tropfen Aromaöl beträufeltes Tuch geben. Oder tropfen Sie Aroma in den Wassertank Ihres Dampfbügeleisens.

Aromatisieren Sie Ihren Tee, indem Sie einige Tropfen Bergamotte, Orange, Vanille, Zitrone, Zimt oder ähnliches hinzugeben und ihn etwa zwei Wochen lang gut verschlossen stehen lassen.

Überhaupt bietet die Küche unzählige Möglichkeiten, Aromen einzusetzen. Als Gewürze zur Verfeinerung der Speisen, für ganz besondere Drinks und Getränke, zur Unterstützung bei Krankheiten und Beschwerden - der Fantasie sind kaum Grenzen gesetzt.

Wenn Sie in Hotels übernachten, können Sie dem Raum Ihre persönlich Note verleihen, indem Sie Ihre Duftmischung entweder in einem kleinen Zerstäuber verteilen oder ein paar Tropfen auf die Heizung geben bzw. auf die Kopfkissen träufeln.

Zur Meditationsunterstützung oder bei Entspannungsübungen und Yoga eignen sich folgende Öle: Muskateller-Salbei, Kamille, Orange, Bergamotte, Pfefferminze und Lavendel. Verfeinern Sie Ihre Mischungen nach Ihren persönlichen Bedürfnissen.

Sicher finden Sie im Laufe der Zeit immer mehr Möglichkeiten und Anwendungsbereiche.

Auf die Qualität kommt es an

Entscheidend für die Wirksamkeit Ihrer Mischungen ist die Qualität der verwendeten Aromen. Achten Sie bei der Auswahl vor allem auf die Bezeichnung: "100 % naturreines ätherisches Öl" (nicht "naturidentisch" o.ä, denn die sind synthetisch herge- stellt und eine "Mogelpackung", weil sie eben nicht die richtigen Informationen an das Gehirn übertragen).

Im allgemeinen bekommen Sie gute Qualitäten in Apotheken oder speziellen Läden. Billige Öle sind normalerweise entweder synthetisch hergestellt oder künstlich gestreckt.

Mischen

Neben einzelnen Düften werden immer mehr auch Duftkomplexe angeboten, die beispielsweise die Konzentration fördern sollen und mehrere Aromen in verschiedener Zusammensetzung bein- halten. Diese Aromen-Komplexe können manchmal eine gute Wahl sein.

Oft zeigt sich jedoch, daß einzelne Duftbestandteile nicht der ei- genen Persönlichkeit entsprechen und daher das Aroma in seiner Gesamtheit mehr oder weniger abgelehnt wird. Da auch diese Komplexmittel nicht billig sind, kann es sich durchaus lohnen, auf einige wenige Öle zurückzugreifen und diese dann jeweils für bestimmte Zwecke zu mischen. Mit der Zeit werden Sie die Er- fahrung machen, daß die eigenen Kompositionen wesentlich bes- ser wirken, weil sie individuell auf Ihre Bedürfnisse abgestimmt sind.

Da gute Öle teilweise relativ teuer sind, habe ich in diesem Buch bei weitem nicht alle Öle berücksichtigt, die es zu kaufen gäbe. Es ist sicherlich unsinnig, für die Behandlung einer Erkältung mit Duftölen über zweihundert Mark ausgeben zu wollen, vor allem wenn ein Teil der Öle kaum für andere Beschwerdebilder verwendbar wäre.

Ich beschränke mich also hier auf die wichtigsten und vielseitigsten Aromen. Mit den folgenden Ölen können Sie die meisten Beschwerden und Symptome positiv beeinflussen (als Bestandteile einer "Aroma-Hausapotheke")

Benzoe	Bergamotte
Geranie	Lavendel
Neroli	Orange
Pfefferminze	Rosmarin
Sandelholz	Tea-Tree
Zeder	

Wenn Sie sich daran machen, eine Mischung zusammenzustellen, achten Sie bitte auch auf Ihre seelische Einstimmung. Vermeiden Sie Hektik und Ungeduld. Lesen Sie die Empfehlungn in diesem Buch, hören Sie in sich hinein, was möglicherweise in Frage kommen könnte und versuchen Sie sich vorzustellen, wie die Düfte in ihrer Kombination duften könnten und was sich dabei in Ihnen regt.

Es geht hier nicht nur um die tabellenartige Abfrage von Symptom und Gegenmittel, sondern um das durchaus intuitive Erfassen der passenden und sinnvollen Essenzen.

Vorlieben und Lebensphasen

Aromen und Düfte haben in jedem Alter ihren Reiz und natürlich ihre Wirkung. Kinder gehen oft noch viel befreiter an die Dinge heran und finden es schön, wenn ein sanfter Dufthauch durch die Räume zieht.

Im Laufe der Jahre verändert sich auch der "Geschmack" durch die Weiterentwicklung der Persönlichkeit. Lieblingsdüfte aus früheren Jahren führen nicht einmal mehr zu einem müden Lächeln oder sogar zu direkter Abneigung. Das hängt nicht zuletzt mit der Veränderung der "inneren Chemie" zusammen und auch mit der Tatsache, daß der Eigengeruch und die Wahrnehmung von Gerüchen etwas mit der persönlichen Weiterentwicklung und Reife zu tun hat.

Dosierung

Bei der Dosierung gilt grundsätzlich folgendes: Weniger ist mehr. Es kommt nicht darauf an, daß der Raum duftgeschwängert und überladen ist, bis sich Kopfschmerzen und Unwohlsein oder gar allergische Reaktionen einstellen.

Die Information für das Gehirn ist entscheidend, und die kommt eben auch schon bei kleinen Mengen an die richtige Stelle.

Manche Öle lösen zusätzliche Reaktionen aus, wenn sie direkt auf die Haut kommen (z.B. im Badewasser) und sind daher besonders vorsichtig zu dosieren.

Die Mischungsvorschläge bei den einzelnen Symptombilder können von Ihnen abgewandelt werden, je nachdem, wie Sie mit den Düften zurechtkommen.

Für kleinere Räume geringere Mengen nötig als für größere.

Bei den verschiedenen Anwendungen sollte vor allem beachtet werden, daß kleine Kinder und Babys viel empfindlicher reagieren können. Nehmen Sie bei der Auswahl und der Dosierung darauf Rücksicht und bleiben Sie zurückhaltend.

Trägeröle

Aromen sollen (bis auf Tea-Tree) nicht direkt auf die Haut aufgetragen werden, dafür sind sie viel zu stark konzentriert. Bei Massagen sind Trägeröle zur Verteilung unerläßlich. Zudem haben einige Öle selbst therapeutische Wirkungen, glätten die Haut, machen sie geschmeidig und geben pflegende Wirkstoffe und Vitamine ab.

Nicht jedes Haushaltsöl ist verwendbar, zumal die Öle nur eine begrenzte Haltbarkeitsdauer haben. Es ist daher auch nicht möglich, "auf Vorrat" zu produzieren. Wählen Sie kaltgepreßte und zusatzfreie Qualitäten. Hier einige Vorschläge:

Jojoba-Öl: für Parfums und Körperöle sehr sinnvoll, weil es nicht ranzig wird.

Sesamöl: läßt sich nach Massagen gut aus der Wäsche waschen.

Weizenkeimöl: hat viel Vitamin E, erschwert als Zusatz bei anderen Ölen, daß sie ranzig werden. Ist ziemlich dickflüssig und benötigt für die Massage zusätzlich andere Öle.

Mandelöl, Pfirsichkernöl oder Avokadoöl sind sehr wertvolle und hautnährende Pflegeöle.

Olivenöl: therapeutisch sehr wertvoll, hat aber einen Eigengeruch, der kaum durch andere Essenzen zu überdecken ist.

Für den Anfang reicht es völlig, wenn Sie sich Jojobaöl und Mandelöl besorgen und Ihre Mischungen damit bereiten.

Cremes, Parfums und Bäder selbstgemacht

Das eigene Parfum

Das Prinzip ist relativ simpel: Sie nehmen ein Trägeröl (am besten Jojoba-Öl) und mischen Ihre Lieblingsdüfte hinein, lassen die Mischung einen Monat reifen - und fertig ist Ihr individuelles Parfum für sich oder als Geschenk für andere.

Um allerdings wirklich Freude an diesem Duft zu haben, sollten einige Grundregeln beachtet werden!

Ein Parfum besteht aus drei Duftkomponenten:

1. die **Kopfnote**, die man als erstes wahrnimmt, die aber auch am schnellsten verfliegt,

2. die **Mittelnote**, die den Charakter des Parfums ausmacht,

3. die **Basisnote**, die dem ganzen einen Halt gibt und am längsten nachzuriechen ist.

In den Umschlagklappen sind für die Aromen auch die Zuordnungen nach Kopf-, Mittel-, und Basisnote angegeben.

Beginnen Sie Ihre Experimente mit drei bis sechs Ölen. Besorgen Sie sich aus der Apotheke Braunglasfläschchen mit 10 ml Inhaltsgröße. Füllen Sie 10 ml Jojobaöl hinein und geben Sie Ihre Aromen hinzu. Verändern Sie Mischungen zuerst an der Basisnote, dann an der Mittelnote. Bei der Kopfnote können Sie etwas mehr dosieren. Überprüfen Sie immer wieder auf der Haut, wie die Mischung duftet - obwohl sie nach der Reifezeit wieder anders wirkt, gibt es doch eine Ahnung, in welche Duftbereiche Sie die Mischung führt. Es reichen kleinste Mengen! Beginnen Sie jeweils mit einem Tropfen Aromaöl und steigern Sie behutsam.

Um einem Duft einen besonderen Aspekt zu verleihen, eignen sich alle Gewürz- und Kräuteröle (auch Gewürznote genannt), die Sie zusätzlich zu den drei Duftnoten hinzugeben.

Bei der Auswahl der Aromen versuchen Sie sich vorzustellen, wie sie in Verbindung miteinander riechen könnten und ob sie zu Ihrer Persönlichkeit oder zu dem späteren Benutzer passen.

Wenn Sie Gefallen an eigenen Parfums finden, werden Sie sich nicht auf die in diesem Buch genannten Aromen beschränken wollen. Dann wird es aber auch relativ teuer, so daß es sich lohnen könnte, mit anderen zusammen dieses Hobby zu pflegen.

Körperöl

Das passende Körperöl zu Ihrem Parfum bekommen Sie, wenn Sie 1 ml Ihres Parfums in 100 ml Mandelöl geben.

Lotion und Cremes

Für die meisten Leserinnen und Leser wird es zu umständlich sein, eigene Cremes herzustellen. Die einfachste Lösung ist die, fertige Präparate zu kaufen (ph-neutral, ohne Konservierungsstoffe, wenig oder gar keine Parfümierungen; aus der Apotheke), einige Tropfen der persönlichen Parfum-Mischung hineinzumischen und das Ganze etwa zwei Wochen reifen zu lassen.

Rasierwasser

Geben Sie in eine Braunglasflasche (100 ml) 30 ml Alkohol (90%) und Ihre Aromamischung. Nach kräftigem Schütteln füllen Sie die Flasche mit destilliertem Wasser auf. Reifezeit: wie beim Parfum 1 Monat.

Duftbäder

Ein Aromabad bereiten Sie sich am einfachsten mit einem halben Becher süßer Sahne, in die Sie Ihre Aromamischung einrühren. Die Sahne dient als Emulgator und verteilt die Aromaöle im Wasser, die sich sonst nicht auflösen würden.

Shampoos und Duschgels

Besorgen Sie sich flüssige Neutralseife oder Duschgrundstoff aus der Apotheke. Mischen Sie Ihre Aromen dazu und lassen Sie die Komposition 14 Tage reifen.

Probieren Sie aus, was Ihnen gefällt und was Ihnen guttut. So erfahren Sie am schnellsten und nachhaltigsten, wie Düfte wirken und wie sie sich in Kompositionen verhalten.

Dufterlebnisse mit dem Partner

Sind die Erfahrungen mit Düften für einen selbst schon schön und begeisternd, so werden in einer Partnerschaft geradezu euphorische und beeindruckende Erlebnisse herbeigeführt.

Einmal ist es sehr abenteuerlich, gemeinsam Duftkompositionen herauszufinden und die eigenen Düfte als Parfum, Rasierwasser oder Körperlotion zu verwenden.

Ein anderer Aspekt ist die Partnermassage, die vom therapeutischen Zweck über beiderseitige vertrauensvolle Hingabe und Zärtlichkeit bis zum erotischen Vorspiel hinreichen kann.

Gemeinsame Bäder mit Düften zur Entspannung nach einem arbeitsreichen Tag oder zum Wohlfühlen zwischendurch sind ebenfalls eine Erfahrung, die viele von uns verlernt haben.

In jedem Fall tragen die gemeinsamen Dufterlebnisse zu einer Vertiefung der Partnerschaft bei.

Auch wenn es in der Partnerschaft kriselt, können Düfte zu einer Entspannung der Situation beitragen und bestimmte seelische Bereiche entkrampfen.

Mit Düften erfahren Sie neue Seiten an sich und Ihrem Partner. In einer überwiegend sachlichen Beziehung können emotionale Aspekte gefördert und wieder aus der Versenkung geholt werden.

Probieren Sie es einfach aus und wählen Sie anfangs Düfte, die erfrischen und ausgleichen.

Raumbeduftungen spielen nicht nur im privaten Bereich eine Rolle. Hier können Sie angenehme Stimmungen fördern, therapeutisch wirkende Düfte einsetzen, einfach nur für Abwechslung sorgen oder den Raum klären und auffrischen.

Eine ebenfalls bedeutende Rolle können Aromen im Berufsleben spielen. Bestimmte Düfte fördern die Konzentration, die Kreativität, die Aufmerksamkeit, oder sie entspannen und führen zu besseren Lerneffekten etc. Bei Seminaren und Konferenzen können diese Erkenntnisse selbstverständlich gewinnbringend genutzt werden. Auch im normalen Büro können Düfte über die Klimaanlage oder über Duftzerstäuber eingebracht werden.

Mittlerweile nutzen immer mehr Firmen diese Möglichkeiten ganz bewußt, um das Arbeitsumfeld positiver zu gestalten. Damit sich niemand gestört fühlt, können in kleineren Büros alle am Komponieren der Duftmischung teilnehmen. Durch sparsame Dosierungen sind die Düfte auch nicht aufdringlich. Sprechen Sie das Thema in Ihrer Runde einfach mal an, wahrscheinlich stoßen Sie auf "offene Nasen".

Folgende Aromen eignen sich hierzu besonders:

eher beruhigend und entspannend:	Bergamotte, Sandelholz, Kamille, Melisse, Geranie, Lavendel, Zeder
aktivierend und konzentrationsfördernd:	Orange, Rosmarin, Kiefernadel, Zitrone, Eukalyptus, Pfefferminze, Muskateller-Salbei

Hier noch zwei Mischungsvorschläge für Seminare/Konferenzen und Bürobeduftungen:

-   10 Tr. Orange, 10 Tr. Zitrone, 5 Tr. Eukalyptus, 5 Tr. Zeder.

-   10 Tr. Geranie, 5 Tr. Rosmarin, 5 Tr. Sandelholz, 5 Tr. Lavendel, 5 Tr. Kiefer.

Aromen und Chakren

Chakren, Farben und Aromen können wechselseitig aktiviert werden, was wiederum die Entwicklung der spirituellen Persönlichkeit fördern kann.

Hier eine kleine Tabelle mit den wesentlichen Zuordnungen:

Chakra	Aromen
Scheitel-(Kronen-) chakra	Weihrauch, Myrrhe, Jasmin
Stirnchakra	Sandelholz, Minze, Patchouli, Muskateller-Salbei
Halschakra	Geranie, Eukalyptus, Salbei, Fichtennadel
Herzchakra	Geranie, Basilikum, Thymian
Nabelchakra	Bergamotte, Kamille, Lavendel, Cajeput
Sexualchakra	Sandelholz, Fenchel, Muskateller-Salbei, Ylang Ylang
Wurzelchakra	Mandarine, Rosmarin, Zeder, Orange

Bereiten Sie sich für die jeweilige Meditationsübung eine Massage-Mischung aus 1 Teelöffel Mandelöl und insgesamt 3-4 Tropfen der ausgesuchten Aromen oder geben sie Ihre Mischung in die Duftlampe.

Aromen und Tarot

Jede Tarotkarte des großen Arkanum hat ihre ganz besonderen Entsprechungen. Beim Ziehen der Tageskarte oder bei Fragen zur Gesundheit können Hinweise auf wohltuende Aromen gegeben werden. Auch hierzu eine Tabelle mit den Hauptaspekten.

Tarotkarte	*Aromen*
Der Narr:	Wacholder, Basilikum, Pfeffer
Der Magier:	Vanille, Bergamotte, Benzoe
Die Hohepriesterin:	Geranie, Lavendel, Muskateller-Salbei
Die Herrscherin:	Geranie, Lavendel
Der Herrscher:	Rosmarin, Zedernholz
Der Hierophant:	Sandelholz, Weihrauch, Zedernholz
Die Liebenden:	Patchouli, Sandelholz, Ylang-Ylang
Der Wagen:	Kiefer, Cajeput, Zypresse, Fichte
Die Kraft:	Patchouli, Jasmin, Geranie, Wacholder
Der Eremit:	Zypresse, Sandelholz
Rad des Schicksals:	Rosmarin, Bergamotte
Gerechtigkeit:	Bergamotte, Lavendel
Der Gehängte:	Geranie, Zimt, Kamille

Der Tod:	Weihrauch, Myrrhe, Sandelholz
Mäßigkeit:	Vanille, Bergamotte
Der Teufel:	Benzoe, Sandelholz, Geranie
Der Turm:	Salbei, Zitrone
Der Stern:	Pfefferminze, Muskateller-Salbei, Ysop
Der Mond:	Jasmin, Rose
Die Sonne:	Bergamotte, Orange, Grapefruit
Das Gericht:	Cajeput, Pfefferminze
Die Welt:	Geranie, Orange, Ylang-Ylang.

Aromen und Astrologie

Auch den Sternzeichen können bestimmte Aromen zugeordnet werden. Mischen Sie sich Ihre ganz individuellen Düfte auf dieser Grundlage. Eignet sich auch als exclusive Geschenkidee.

Hier die Tabelle mit den Vorschlägen:

Sternzeichen	Aromen
Widder	Rosmarin, Lemongras, Zitrone, Bergamotte, Fichtennadel.
Stier	Sandelholz, Geranie, Kamille.
Zwilling	Muskateller-Salbei, Rosmarin, Lavendel
Krebs	Vanille, Orange, Geranie
Löwe	Orange, Zimt, Geranie, Patchouli
Jungfrau	Lavendel, Neroli, Muskateller-Salbei
Waage	Geranie, Jasmin, Bergamotte
Skorpion	Orange, Pfeffer, Sandelholz
Schütze	Geranie, Rosmarin, Muskateller-Salbei.
Steinbock	Zedernholz, Wacholder, Geranie, Zypresse.
Wassermann	Bergamotte, Lavendel, Neroli.
Fische	Patchouli, Ylang-Ylang, Benzoe, Geranie.

Aromen und Runen

Wer sich mit dem Gebiet der Runen beschäftigt und beispielsweise Runengymnastik oder Runenmeditationen durchführt, kann seine Übungen mit den zugeordneten Duftstoffen unterstützen.

Hier die Zuordnungen:

Runen	Aromen
FA (1), IS (9), AR (10)	Mandarine, Rosmarin, Zeder, Orange.
UR (2), YR (16), SIG (11)	Ylang-Ylang, Sandelholz, Fenchel, Muskateller-Salbei.
THORN (3), NOT (8), TYR (12)	Bergamotte, Cajeput, Kamille, Lavendel.
AS (4), EH (17), BAR (13)	Geranie, Basilikum, Rose.
RIT (5), LAF (14)	Fichte, Geranie, Eukalyptus, Salbei, Zeder.
KAN (6), MAN (15)	Sandelholz, Muskateller-Salbei, Patchouli, Pfefferminze.
HAGAL (7), ODIL (18)	Weihrauch, Myrrhe, Wacholder.

Weitere wichtige Hinweise

Gehen Sie bei fortdauernden Beschwerden in jedem Fall zum Arzt oder Heilpraktiker. Vielfach scheitern Selbstbehandlungsversuche schon daran, daß man die Krankheit bzw. die Ursachen für die Beschwerden nicht erkennt oder falsch interpretiert. Wer hier an sich oder anderen herumdoktort (egal mit welcher Therapieform), begibt sich auf Glatteis und kann möglicherweise mehr schaden als nützen.

Im Rahmen dieses Buches ist es unmöglich, eingehend auf die Krankheitsbilder einzugehen und die Behandlungsmöglichkeiten bis ins letzte zu differenzieren.

Sinn der Ausführungen ist es, einen Überblick zu verschaffen und einen Einstieg in selbstverantwortliche Gesundheitsvorsorge zu bieten.

Wenn Sie sich für eine bestimmte Krankheit interessieren oder verschiedene Aspekte der Aroma-Therapie vertiefen wollen, sind weitere Informationen notwendig: weiterführende Literatur, ein vertrauensvolles Gespräch mit dem Arzt oder Heilpraktiker oder Kurse in den verschiedenen angesprochenen Techniken.

Teil B

Anwendungen

Akne

Allgemeines:

Akne sind kleine schwarze oder weißliche Mitesser, die in entzündetem Zustand die typischen roten Aknepusteln bilden. In schweren Fällen kann dies bis zur Narbenbildung gehen. Offensichtlich hat Akne etwas mit der Testosteronproduktion zu tun, wobei die Talgdrüsen der Haut vermehrt Talg absondern, gleichzeitig aber der Talgabfluß behindert wird. Die Entzündungsstoffe werden durch Pressen ("Ausdrücken") in die umgebende Haut gedrückt und führen dann zu den unangenehmen Entzündungen. Akne entsteht nicht nur während der Pubertät (zwischen dem 12. und 20. Lebensjahr), sondern kann auch unabhängig vom Alter durch Medikamente, mechanische Verstopfung der Hautporen oder chemische Stoffe (z.B. Farbstoffe in Textilien) ausgelöst werden oder durch eine Lebensmittelallergie. Selbst emotionale Faktoren sind oft mitverantwortlich.

Aromen:

> *Lavendel, Wacholder, Kamille, Sandelholz, Bergamotte, Geranie und Rosmarin.*

Gesichtsdampfbad bei trockener Akne; Gesichtswasser und Feuchtigkeitscreme mit den Aromen mischen und die betroffenen Hautpartien sanft massieren.

Mischungsvorschläge für Gesichtswasser:
100 ml destilliertes Wasser, 5 ml reiner Alkohol, 2 Tr. Lavendel, 2 Tr. Kamille, 2 Tr. Bergamotte und 1 Tr. Rosmarin. Vor jedem Gebrauch gut schütteln

für Körperlotion:
In einer medizinischen Lotion (z. B. von Bepanthen) 5 Tr. Ge-
ranie, 5 Tr. Sandelholz und 2 Tr. Wacholder vermischen und et-
wa zwei Wochen stehen lassen, bis sich die Aromen gut verteilt
haben

Weitere Tips:

Trinken Sie Kräutertees mit Brennessel und Löwenzahn. Essen
Sie vermehrt Rohkost und beziehen Sie evtl. Homöopathie in die
Behandlung mit ein. Widmen Sie der Hautreinigung und -pflege
verstärkte Beachtung. Wechseln Sie häufiger den Kopfkissenbe-
zug oder legen Sie frische Handtücher auf.

"Popeln" Sie nicht unkontrolliert an den Pickeln, sondern drük-
ken Sie die Vereiterungen korrekt aus.

Antrieblosigkeit

Allgemeines:

Antrieblosigkeit kann die Folge komplexer Probleme im Leben sein: Überforderung im privaten und beruflichen Bereich; ein Gefühl der Sinnlosigkeit des eigenen Tuns oder der Glaube, keine Perspektiven zu haben. Auch die Gewohnheit, daß andere schon alles machen werden, kann dazu beitragen. Antrieblosigkeit ist auch eines der Symptome beim Burn-Out-Syndrom. Übergewicht, Übersäuerung, Bewegungsmangel und ähnliches können ebenfalls zu diesen Symptomen führen.

Aromen: | *Rosmarin, Pfefferminze, Bergamotte und Nadelbaumöle. Verwendung in der Duftlampe, als Badezusatz und zur Massage mit einem Trägeröl.*

Beginnen Sie gleich nach dem Aufwachen mit zwei Tropfen Rosmarin im Taschentuch. Das weckt die Lebensgeister.

Mischungsvorschläge:
für die Duftlampe: *5 Tr. Pfefferminze, 5 Tr. Bergamotte, 3 Tr. Rosmarin*

als Massageöl: *1 Eßlöffel Trägeröl, 2 Tr. Pfefferminze, 2 Tr. Zypresse oder Fichtennadel*

Massieren Sie die Hautbereiche unterhalb des Nabels und im Nackenbereich bzw. am Halsansatz.

Weitere Tips:

Analysieren Sie so objektiv wie möglich Ihr bisheriges Leben und setzen Sie sich evtl. neue Ziele. Übernehmen Sie für sich selbst die Verantwortung für die bisherige und zukünftige Entwicklung. Erarbeiten Sie sich ein Fitness-Programm für Körper und Geist. Verändern Sie Ihre Ernährung und legen Sie mehr Wert auf Rohkost, Gemüse, vollwertige Ernährung und ein normales Gewicht.

Andauernde Antriebschwäche beeinträchtigt erheblich die Lebensqualität - möglicherweise ist psychotherapeutische Unterstützung anzuraten.

Appetitmangel

Allgemeines:

Appetitlosigkeit nach Krankheit oder vorübergehender Depression kann mit vielen Küchenkräutern und Gewürzen ausgeglichen werden. Bei länger andauernden emotionalen Spannungen reicht es nicht, das Symptom Appetitmangel zu behandeln, es müssen die Ursachen gefunden werden.

Aromen:

> *Bergamotte, Zitrone und Koriander. Fenchel hat eine ausgleichende Wirkung auf Hunger und Appetit*

Geben Sie Ihre Mischung dem Bad oder einer Duschlotion zu, bzw. inhalieren Sie eine kleine Menge mit dem Taschentuch.

Mischungsvorschlag:
2 Tr. Fenchel, 1 Tr. Bergamotte, 1 Tr. Zitrone

Weitere Tips:

Wenn Sie gerne Tee trinken, probieren Sie "Earl Grey" (der ist mit Bergamotte aromatisiert).

Experimentieren Sie mit Gewürzen und Kräutern in Ihrer Küche. Das macht nicht nur Spaß, sondern fördert einen neuen und lustvollen Umgang mit Essen.

Allgemeines:

Asthma reicht von einfachem Reizhusten bis hin zu schwerer Atemnot. Die Bronchialschleimhaut ist überempfindlich, und meist ist eine Infektion der Atemwege der Auslöser für Asthmaanfälle. Etwa 20 % der Asthmatiker haben allergisches Asthma. Vor allem in Verbindung mit Angst und einer eingeschränkten seelischen Stabilität können die Anfälle häufiger und schlimmer auftreten. Bei Kindern klingt das Asthma sehr häufig am Ende der Pubertät wieder ab.

Aromen: | *Muskatellersalbei, Grapefruit, Lavendel, Melisse, Benzoe und Pfefferminze können in der Duftlampe und für die Inhalation zur Anwendung kommen*

Besonders bei den seelisch-psychischen Begleitsymptomen und Auslösern können Aromen beruhigen, entkrampfen und eine Entzündung der Bronchien hemmen.

Mischungsvorschlag für die Aromalampe: *5 Tr. Muskateller-Salbei, 4 Tr. Grapefruit, 4 Tr. Benzoe*

Weihrauch wirkt unterstützend bei Entspannungsübungen.

Bei einem akuten Anfall einige Tropfen der folgenden Mischung auf ein Taschentuch geben und inhalieren: Bergamotte (40 %), Kamille (30 %), Lavendel (20 %) und Muskatellersalbei (10 %)

(die %-Zahlen in den Klammern sind ca.-Werte). Tragen Sie diese Mischung in einem Fläschchen bei sich.

Weitere Tips:

Bei allergischem Asthma müssen die Krankheitsauslöser selektiert und gemieden werden. Meiden Sie ebenfalls verrauchte Räume, Schadstoffe in der Luft und treiben Sie - nach Absprache mit dem Arzt oder Heilpraktiker - Sport, wie z. B. Schwimmen.

Autogenes Training kann Anfälle verhindern oder zumindest stark lindern.

Akupunktur und *Homöopathie* sind teilweise recht erfolgreich.

Wichtig ist, das Gleichgewicht von Spannung und Entspannung zu verbessern.

Gehen Sie folgenden **Fragen** auf den Grund:

Habe ich Aggressionen, die ich anders nicht herauslassen kann? Was verschlägt mir in meinem Leben oder meiner Persönlichkeit den Atem? Gibt es ein Problem des Nehmen-, aber nicht Gebenwollens? Habe ich Ängste vor Kontakt nach Außen?

Allgemeines:

Häufiger Harndrang und brennender Schmerz beim Wasserlassen sind die hauptsächlichen Beschwerden einer Blasenentzündung. Sie kann durch Unterkühlung provoziert werden, die Ursachen sollten aber auf jeden Fall durch Labortests bestimmt werden, da diese Infektion auch auf andere Krankheiten hinweisen kann.

Aromen:	*Bergamotte, Kamille, Zedernholz, Lavendel, Fichtennadel und Sandelholz*

Massieren Sie den unteren Rückenbereich mit einem Trägeröl sowie 10 Tr. Zedernholz und 5 Tr. Kamille.

Mischungsvorschläge als Massageöl: *Trägeröl, 10 Tr. Zedernholz, 5 Tr. Kamille*

als Badezusatz: *½ Becher Sahne, 10 Tr. Kamille, 5 Tr. Lavendel, 3 Tr. Bergamotte*

Weitere Tips:

Spülen Sie Ihre Nieren mit Kamillentee oder verdünntem Apfelsaft. Essen Sie viel Naturjoghurt, wenn Sie nicht gegen Molkereiprodukte allergisch sind. Machen Sie warme Kompressen am unteren Rücken und leichte Massagen (mit den entsprechenden ätherischen Ölen).

Bronchitis

Allgemeines:

Bronchitis ist eine Infektion der Bronchialschleimhaut durch Viren oder Bakterien. Meistens entsteht Bronchitis in Verbindung mit einer Erkältung. Andere Ursachen: Rauchen, Luftverschmutzung, Lungenleiden, Allergien, Streß und sogar falsches Atmen.

Aromen: | *Benzoe, Basilikum, Eukalyptus, Lavendel, Pfefferminze, Sandelholz und Thymian*

Bestens geeignet zur Inhalation. Für die Nacht eine Mischung in ein Trägeröl geben und auf Brust und Rücken einmassieren. Ein paar Tropfen auf das Kopfkissen erleichtern die Nachtruhe.

Mischungsvorschläge:
1 Eßlöffel Pflanzenöl vermischen mit 5 Tr. Eukalyptus, 5 Tr. Sandelholz, 3 Tr. Lavendel

Weitere Tips:

Bleiben Sie verrauchten Räumen fern. Bewegen Sie sich viel an der frischen Luft. *Akupressur:* Massieren Sie die Vertiefung unterhalb des Kehlkopfes und die Flächen rechts und links darunter.

Nutzen Sie Hustentees aus der Apotheke und evtl. auch schleimlösende Medikamente bzw. homöopathische Präparate.

Burn-Out-Syndrom

Allgemeines:

Das Gefühl des Ausgebrannt-Seins betrifft heute nicht mehr nur die Manager, sondern zieht sich durch alle Berufs- und Bevölkerungsschichten.

Meist beginnt es im beruflichen Bereich: mentaler Streß, härtere und größere Arbeitsbelastung, das Gefühl, den Anforderungen nicht mehr gewachsen zu sein. Die Probleme geraten unweigerlich in die Privatsphäre, und über kurz oder lang ist der Betroffene nicht mehr in der Lage, ein halbwegs geordnetes Leben zu führen. Man kann sich zu nichts aufraffen, verfolgt keine Ziele mehr, man ist im wahrsten Sinne des Wortes ausgebrannt.

Aromen:

Alles, was die Stimmung hebt, Geist und Seele anregt und streßlösend wirkt. Schauen Sie sich die Kurzbeschreibungen der Aromen an, lesen Sie auch verwandte Stichworte, wie z. B. Depression, Konzentrationsschwäche, Müdigkeit, Erschöpfung, Kummer und Streß

Inhalieren Sie mit einem Taschentuch zwischendurch eine Mischung aus Zedernholz, Weihrauch und Lavendel. Entspannende Bäder können Sie mit Sandelholz, Patchouli und Wacholder anreichern.

Mischungsvorschlag für ein Massageöl: *100 ml Trägeröl, 10 Tr. Kamille, 10 Tr. Orange, 5 Tr. Pfefferminze, 5 Tr. Rosmarin, 5 Tr. Muskateller-Salbei*

Weitere Tips:

In der Anfangsphase (und wenn man es merkt), kann man selbst aktiv werden, sich neue Ziele setzen, anders über die eigene Situation zu denken lernen und Entspannungstechniken erlernen.

In fortgeschrittenem Stadium ist psychotherapeutische Hilfe unumgänglich. Es wird notwendig sein, den eigenen Standpunkt im Leben neu zu definieren. Das geht nicht allein mit Medikamenten oder Kurzkuren.

Wichtig ist, innerlich umzuschalten und Wege zu gehen, die der eigenen Persönlichkeit mehr entsprechen. Ein guter Beginn hierfür können spezielle Seminare sein, bei denen man Bewußtsein für sich selbst erlangt.

Cellulitis

Allgemeines:

Die sogenannte Orangenhaut entsteht durch die besondere Dehnbarkeit des weiblichen Bindegewebes. Sie kann auch Hinweis auf zuviel Gift im Körper sein und auf ein träge arbeitendes Lymphsystem. Die in das Bindegewebe eingeschlossenen Flüssigkeiten und Giftstoffe können dann zu den unregelmäßigen Wölbungen der Orangenhaut führen. Insoweit ist Cellulitis keineswegs nur ein kosmetisches Problem, sondern auch Hinweis auf Störungen im Lymphsystem und einen gestörten Hormonspiegel. Andererseits sollte eine leichte Cellulitis nicht zu unverhältnismäßigen Aktivitäten führen; keinesfalls sollten die von der Industrie vermarkteten Präparate blind gekauft werden.

Aromen: | *Grapefruit, Zypresse und Rosmarin. Beginnen Sie mit Geranie und fügen Sie später auch Wacholder hinzu*

Anwendung als Badezusatz in Verbindung mit einem Massagehandschuh, mit dem die betroffenen Stellen sanft massiert werden (kreisförmig). Außerdem als Massageöl geeignet.

Gerade in Verbindung mit leichten Massagen (morgens und abends jeweils 5-10 Minuten) der betroffenen Hautbereiche, speziellen Gymnastikübungen und einer Umstellung der Ernährung, die den Schlackenabbau fördert, lassen sich gute Erfolge erzielen.

Mischungsvorschläge:
Bei Behandlungsbeginn 100 ml Trägeröl mit 10 Tr. Geranie und 10 Tr. Zypresse vermischen. Etwa zwei Wochen später und danach abwechselnd: 100 ml Trägeröl, 10 Tr. Grapefruit, 5 Tr. Wacholder, 2 Tr. Rosmarin

Weitere Tips:

Trinken Sie Fencheltee. Nehmen Sie mehr frisches Obst und Mineralwasser zu sich und beachten Sie eine vollwertige Ernährung mit viel Rohkost. Streß ist ebenfalls ein Faktor bei Cellulitis. Erkennen Sie Ihre persönlichen Stressoren und erlernen Sie Entspannungsübungen. Sorgen Sie für Bewegung, gerade bei überwiegend sitzender Tätigkeit.

Berücksichtigen Sie bei Ihren Bemühungen, daß Cellulitis nicht einfach "abgestellt" werden kann, sondern eine lange Behandlungsdauer erfordert.

Auf der psychosomatischen Seite zeigt sich, daß viele Frauen mit Bindegewebsschwäche zu nachgiebig sind und/oder zu empfindlich reagieren. Möglicherweise wirken Maßnahmen zur Persönlichkeitsstärkung auch auf die Entwicklung dieser Beschwerden.

Allgemeines:

Störungen der Gemütsverfassung haben häufig eine lange Entstehungsgeschichte. Es nutzt wenig, Medikamente zu geben oder mit Therapien zu versuchen, schnelle Wirkungen zu erzielen, ohne sich mit den wirklichen Ursachen zu befassen. Leichtere depressive Verstimmungen oder vorübergehende Mutlosigkeit jedoch geht meistens einher mit negativen Gedanken oder Traurigkeit.

Aromen: | *Bergamotte, Geranie, Basilikum, Grapefruit, Zitrone. Zur Beruhigung auch Melisse. Diese Öle harmonisieren und muntern auf*

Mischungsvorschläge für die Duftlampe: *4 Tr. Grapefruit, 4 Tr. Zitrone, 3 Tr. Geranie, 2 Tr. Basilikum*

als Badezusatz: *½ Becher süße Sahne, 4 Tr. Bergamotte, 4 Tr. Grapefruit, 2 Tr. Basilikum*

als Massageöl: *4 Tr. Geranie, 2 Tr. Basilikum, 6 Tr. Zitrone in drei Eßlöffel Mandelöl*

Massieren Sie auch Ihren Nacken, die Bereiche zwischen den Augenbrauen und die Mittellinie im oberen und hinteren Schädelbereich.

Weitere Tips:

Setzen Sie sich bewußt mit positiven Gedanken, Gefühlen und Erlebnissen auseinander. Essen Sie Bananen und frische Früchte und lassen Sie viel Sonnen- bzw. Tageslicht an sich heran (Spaziergänge). Bei länger andauernden Störungen sollte das Gespräch mit Fachleuten gesucht werden, mit denen dann zu klären wäre, mit welchen unterdrückten Emotionen man sich selbst unter Druck setzt.

Allgemeines:

Viele Wohn-, Arbeits- und Ruheräume sind angefüllt mit Gerüchen und Düften, die unbewußt zu Unwohlsein führen und das Wohlbefinden beeinträchtigen.

Aromen:

> *Lemongras, Orange, Bergamotte, Grapefruit und Muskateller-Salbei eignen sich bestens zur Desinfizierung und Klärung der Raumluft*

Mischungsvorschlag für die Duftlampe: *10 Tr. Orange, 8 Tr. Lemongras, 3 Tr. Muskateller-Salbei*

Auch für das Desinfizieren beispielsweise von Toiletten eignen sich Lemongras und Thymian. Bereiten Sie damit eine Mischung aus 100 ml Alkohol (99%), 200 ml destilliertem Wasser, 10 ml Lemongrasöl und 5 ml Thymianöl.

Diabetes

Allgemeines:

Wenn Zucker (bei der Nahrungsaufnahme) ins Blut gelangt, gibt die Bauchspeicheldrüse Insulin ins Blut, um den normalen Blutzuckerspiegel wieder herzustellen. Sinkt der Blutzuckerspiegel wieder, bekommen wir Hunger, essen also wieder etwas, und die Bauchspeicheldrüse tritt wieder in Aktion. Durch falsche Ernährung, Übergewicht und viele anderen Faktoren ist dieses Gleichgewicht in Unordnung geraten. Folge: Die Bauchspeicheldrüse ist überlastet und kann nicht mehr richtig reagieren - die Insulinproduktion des Körpers ist gestört.

Diese Krankheit bedarf umfangreicher Behandlung durch den Arzt, wobei Naturheilmethoden ergänzend eingesetzt werden können.

Aromen: | *Geranie, Wacholder, Eukalyptus; als Badezusatz und zur Massage*

Mischungsvorschlag als Badezusatz: *½ Becher Sahne, 5 Tr. Geranie, 5 Tr. Wacholder, 5 Tr. Sandelholz*

Weitere Tips:

Der Diabetiker muß im Grunde sein Leben umstellen. Mit einem Heilpraktiker sollten parallel zur medikamentösen Behandlung naturheilkundliche Wege erkundet werden, die sehr individuell ausfallen.

Zur Vorbeugung: Normalgewicht einhalten, mäßiger Alkohol-konsum, regelmäßige körperliche Bewegung, meiden Sie korti-sonhaltige Medikamente oder Entwässerungsmittel. Auch die Pille hat ihren Anteil an dieser Erkrankung.

Oft entsteht Diabetes in Verbindung mit einer Lebenskrise oder einem Schock, nach dem das Leben und viele Einstellungen neu geordnet werden müssen. Könnte es sein, daß Sie sich selbst für nicht so liebenswert betrachten? Haben Sie Probleme damit, sich selbst anzunehmen?

Allgemeines:

Der Blutdruck ist der Druck, mit dem das Herz das Blut in die Arterien pumpt. Auf dem Rückweg zum Herzen ist der Blutdruck wesentlich schwächer, so daß die Gefäßwände mit ihrer Muskulatur unterstützend eingreifen müssen. Durchblutungsstörungen entstehen dann, wenn diese Muskulatur nicht ausreichend funktioniert oder sich in den Blutbahnen Widerstände bilden und damit die Durchflußfähigkeit beeinträchtigt wird.

Bei der Behandlung von Durchblutungsstörungen müssen also zwei Aspekte berücksichtigt werden: Einmal die Leistung des Herzens und zum anderen die Leistungsfähigkeit der Arterien und Venen mit ihren Muskulaturen.

Aromen: | *Schwarzer Pfeffer, Wacholder, Majoran, Zypresse und Muskatellersalbei.*

Verwenden Sie die Mischungen als Badezusatz oder als Massageöl, wobei Sie die betroffenen Bereiche ganz sanft massieren.

Mischungsvorschlag als Massageöl: *100 ml Trägeröl, 4 Tr. Schwarzer Pfeffer, 4 Tr. Zypresse, 2 Tr. Wacholder*

Weitere Tips:

Bewegung und Gymnastik, die den Kreislauf und das Herz stärken. Übungen, die die Muskulatur an den betroffenen Stellen stärken. Bei hohem Blutdruck Entspannungsübungen und das Reduzieren von aktivierenden Nahrungs- und Genußmitteln.

Ekzeme/Dermatitis

Allgemeines:

Die trockene Haut juckt sehr stark, wird schuppig und pustelig, die aufgekratzten Wunden entzünden sich und die Haut wird rissig - teilweise mit feuchten Absonderungen. Die beiden Hauptursachen sind Streß und allergische Reaktionen.

Aromen:

> *Hauptmittel bei trockenen Ekzemen: Kamille.*
> *Bei nässenden Wunden: Wacholder.*

Bereiten Sie sich mit Johanniskrautöl und Jojobaöl zwei Körperöle:

Zur Lösung von Streß und inneren Spannungen: Lavendel, Salbei, Ysop und Orange.

Zur Beruhigung der Haut: Tea-Tree, Melisse, Lavendel.

Mischungsvorschlag als Bade- oder Duschzusatz: *Duschöl oder Nachtkerzenbadeöl (aus dem Handel) versetzen mit 10 Tr. Jasmin, 10 Tr. Lavendel, 5 Tr. Orange*

Sanfte Massagen mit dem Körperöl wirken sehr angenehm und können eine Heilung sehr effektiv unterstützen.

Weitere Tips:

Klären Sie mit einem Allergietest ab, auf welche Nahrungsmittel oder äußerliche Stoffe Sie allergisch reagieren. Meiden Sie soweit als möglich Molkereiprodukte. Essen Sie dafür umso mehr Salate, Obst und Gemüse (je nach Ergebnis des Allergietestes).

Trinken Sie entschlackenden und reinigenden Kamille- und Brennesseltee.

Oft helfen auch stark dosierte Vitamin-B-Komplexmittel und Vitamin-C-Präparate. Gehen Sie Ihren Streßfaktoren auf den Grund: Meditation und Entspannungsübungen beruhigen und gleichen aus.

Erkältung / Grippe

Allgemeines:

Erkältung oder Grippe ist eine Virusinfektion der oberen Luftwege. Neben den Beschwerden der Rachen- und Nasenschleimhäute werden häufig auch die Bronchien und Nasennebenhöhlen
beeinträchtigt. Außerdem ist das ganze Abwehrsystem des Körpers in Mitleidenschaft gezogen, was zu Abgeschlagenheit und
Fieber führt. Ätherische Öle bieten bei diesen lästigen Beschwerden gute Hilfen.

Aromen:

> *Tea-Tree, Cajeput, Eukalyptus, Pfefferminze,
> Zitrone, Kamille, Lavendel, Bergamotte und
> Thymian. In der Aromalampe, als Massageöl
> (Brust und Rücken), als Badezusatz und - in
> geringer Dosierung - auch zum Inhalieren*

Mischungsvorschläge:
bei Halsschmerzen: *Gurgellösung: ½ Glas lauwarmes Wasser,
2 Tr. Pfefferminze, 2 Tr. Tea-Tree, 1 Tr. Lavendel*

bei Schnupfen: *Inhalation: 1 Liter kochendes Wasser, 1 Tr.
Cajeput, 1 Tr. Eukalyptus, 1 Tr. Kamille*

bei Husten: *Duftlampe: 10 Tr. Tea-Tree, 10 Tr. Bergamotte, 5 Tr. Pfefferminze*

bei Kopfdruck, Abgeschlagenheit: *Duftlampe: 10 Tr. Zitrone, 5 Tr. Eukalyptus*

Weitere Tips:

Wenn die Erkältung da ist, sollte dem Bedürfnis nach Ruhe und Zurückgezogenheit gefolgt werden. Medikamente können in Einzelfällen zwar die Beschwerden lindern, erfahrungsgemäß geht die Erkältung deswegen aber nicht schneller weg. Häufig wird die Erkrankung sogar verschleppt und kommt dann zu einem späteren Zeitpunkt noch schlimmer zum Vorschein. Zur Vorbeugung eignet sich vor allem eine ausgewogene Ernährung, ausreichende Bewegung und Sport auch in der Natur.

Akupressur:

Hier einige Punkte, die bei verstopfter Nase, Kopfdruck, Ohrenschmerzen und der allgemeinen Niedergeschlagenheit gut helfen können.

- ◆ rechts und links der Nasenwurzel, wo die Augenbrauen beginnen
- ◆ rechts und links neben den Nasenlöchern
- ◆ unterhalb der Backenknochen, senkrecht unterhalb der Pupille
- ◆ Nacken und Halsansatz

Allgemeines:

Pilzinfektionen an den Füßen sind weit verbreitet. Wärme und Feuchtigkeit führen dazu und müssen sich nicht auf die Füße beschränken.

Aromen:	*Tea-Tree, Thymian, Lavendel, Myrrhe und Zedernholz*

Bereiten Sie sich eine Mischung mit einem Trägeröl und massieren Sie die betroffenen Stellen nach gründlichem Waschen und Abtrocknen sanft ein.

Mischungsvorschlag für Massageöl: 100 ml Trägeröl, 4 Tr. Tea-Tree, 4 Tr. Myrrhe, 2 Tr. Thymian

Weitere Tips:

Nutzen Sie Desinfektionsmöglichkeiten in Schwimmbädern, Hotels und ähnlichen Einrichtungen. Tragen Sie Baumwollsocken und vermeiden Sie Turnschuhe, weil dort die Füße nicht "atmen" können. Bei tief eingerissener Haut oder schmerzhaften Stellen gibt es auch entsprechende Salben in der Apotheke.

Allgemeines:

Ursachen können bakterielle Infektionen sein und damit erste Symptome für eine Erkältung. Zu starkes Husten oder Überanstrengung der Stimmbänder kommen ebenso in Frage wie eine sich ausbreitende Nasenschleimhautentzündung.

Aromen: | *Lavendel, Thymian, Eukalyptus und Zitrone*

Bereiten Sie sich eine Gurgellösung oder machen Sie eine Dampfinhalation. lindern die Beschwerden.

Mischungsvorschlag für Gurgellösung: *½ Glas lauwarmes Wasser, 1 Tr. Eukalyptus, 1 Tr. Zitrone, 1 Tr. Lavendel. Mehrmals täglich ca. 2 Minuten gurgeln.*

Weitere Tips:

Ähnlich wie bei Erkältungen und Infektionen der Atemwege wie Bronchitis sollten Sie alles vermeiden, was den Hals zu sehr reizen könnte.

Allgemeines:

Empfindliche Haut ist hell und zart und reagiert sehr stark auf äußere Einflüsse, Kosmetika und Allergene.

Aromen:

> *Kamille, Geranie, Lavendel (nur wenig) und Lemongras bzw. Orange. Als Gesichtswasser, als Badezusatz für entspannende und beruhigende Bäder oder als Zugabe für eine parfumfreie und ph-neutrale Lotion*

Mischungsvorschlag für Badezusatz: *½ Becher Sahne, 5 Tr. Kamille, 2 Tr. Geranie, 2 Tr. Lemongras, 2 Tr. Orange*

Hautpflege

Allgemeines:

Die Haut ist unser größtes Organ und den Einflüssen der Außenwelt besonders ausgesetzt. Sie bedarf daher einer bewußten Pflege.

Hier drei Mischungsvorschläge für Hautpflegemittel, die für alle Hauttypen geeignet sind.

Mischungsvorschläge als Körperöl: 200 ml Trägeröl, 5 Tr. Grapefruit, 5 Tr. Sandelholz, 5 Tr. Geranie, 2 Tr. Bergamotte

als Badezusatz: ½ Becher Sahne, 10 Tr. Lavendel, 5 Tr. Orange, 5 Tr. Ylang-Ylang

Zusatz für neutrale Lotion: 5 Tr. Neroli, 5 Tr. Kamille, 3 Tr. Zypresse, 2 Tr. Sandelholz

Weitere Tips:

Bewahren Sie Ihre Haut vor zuviel Sonneneinstrahlung (auch im Solarium). Wenn Sie Lotionen im Handel kaufen, achten Sie darauf, daß möglichst kein Mineralöl und keine Glycerine beigemischt sind. Paradoxerweise sind diese Stoffe in den meisten Pflegemitteln enthalten, obwohl sie die Haut schädigen und für Schadstoffe empfänglich machen.

Mischen Sie Ihre Lieblingsdüfte in ph-neutrale Cremes und Lotionen.

Herpes

Allgemeines:

Streß, Gifte und Viren verursachen schmerzhafte Bläschen auf den Lippen und um den Mund herum.

Aromen:

> *Bereits bei den ersten Anzeichen Tea-Tree, Kamille und Zitrone mit einem Trägeröl auf die betroffenen Stellen geben.*

Weitere Tips:

Vitamin C und B-Vitamine zuführen, evtl. auch Siliciumpräparate. Herpes tritt immer nur in Verbindung mit Streß und innerer Angespanntheit auf. Deshalb Massagen und Bäder mit den aromatisierten Badezusätzen.

Leiden Sie häufig unter Herpes, sollten Sie eine Entspannungstechnik erlernen.

Heuschnupfen

Allgemeines:

Heuschnupfen ist eine Allergie gegen Pollen und Sporen und wie die meisten Allergien eine Zivilisationskrankheit. Betroffen sind die Nasenschleimhäute, Augen und der Rachen mit teilweise asthmaähnlichen Beschwerden. Schlappheit und je nach Schwere stark verminderte Leistungsfähigkeit prägen das Krankheitsbild zusätzlich. Der gesamte Körper kann auf diese Allergie reagieren.

Aromen: | *Kamille, Melisse, Orange, Lavendel und Fichtennadel*

Über einen längeren Zeitraum sollten die Öle gewechselt werden. Träufeln Sie ein paar Tropfen in ein Taschentuch und riechen Sie zwischendurch immer mal daran. Duftbäder und Massagen helfen ebenfalls, Dampfinhalationen jedoch verschlimmern die Beschwerden wegen der feuchten Wärmeentwicklung.

Mischungsvorschlag für ein Abend-Bad: *½ Becher Sahne, 10 Tr. Kamille, 10 Tr. Orange, 5 Tr. Fichtennadel.*

Massieren Sie folgende Reflexzonen: rechts und links der Nasenflügel; zwischen den Augenbrauen; die Stirn; den Punkt am Ende der Falte, die sich bildet, wenn Sie Ihren Daumen an die gestreckte Hand pressen. Verwenden Sie hierfür ein Trägeröl, dem Sie Eukalyptus und Orange beimischen.

Weitere Tips:

Dem gutgemeinten Ratschlag, die auslösenden Pollen zu meiden, ist in den meisten Fällen nicht nachzukommen.

Hilfreich ist auch eine veränderte Ernährung: Meiden Sie Molkereiprodukte. Fasten Sie mit Wasser, Obstsäften und Kräutertees. Nehmen Sie zusätzliche Gaben an Vitamin C und den Vitaminen der B-Reihe.

Besorgen Sie aus der Apotheke "Augentrost", tränken Sie einen Waschlappen mit dem Aufguß und legen Sie ihn auf die geschlossenen Augen.

Erlernen Sie Entspannungsübungen, die dem Streß und falscher Atemtechnik entgegenwirken.

Nutzen Sie die Möglichkeiten der Akupunktur!

Insektenstiche, Insektenbisse

Allgemeines:

Im allgemeinen sind in unseren Breitengraden Insektenbisse oder -stiche nur äußerst unangenehm und lästig, führen aber relativ selten zu akuten Erkrankungen. Schwieriger wird es bei Allergien oder wenn sich die Wunden von Zecken oder Insektenstichen entzünden.

Aromen: | *Tea-Tree, Lavendel, Zypresse, Lemongras*

Tragen Sie Tea-Trea sofort unverdünnt auf den Stich oder Biß auf. Der Schmerz läßt sofort nach und Schwellungen und Entzündungen wird vorgebeugt. Auch Lavendel eignet sich gut für die sofortige und spätere Behandlung.

Bei Zecken Tea-Trea aufträufeln, kurz einwirken lassen und dann vollständig mit dem Kopf entfernen.

Lemongras und Zypresse in der Duftlampe vertreibt Insekten.

Allgemeines:

Mit den sogenannten Kinderkrankheiten sorgt die Natur dafür, daß Abwehrstoffe gegen alle möglichen Infektionen gebildet werden können. Daher sind Kinderkrankheiten im Grunde sehr wichtig für die gesunde Entwicklung eines Menschen.

Beachten Sie bei der Dosierung unbedingt, daß Kinderhaut empfindlicher ist als Erwachsenenhaut. Wenn Sie Körperöle, Badezusätze oder Inhalationen bereiten, halbieren Sie die Konzentration, die Sie für sich nehmen würden. Beachten Sie auch die Vorlieben des Kindes für bestimmte Düfte. Kinder reagieren viel intuitiver und sollten nicht zu unangenehmen Aromen überredet werden.

Gehen Sie grundsätzlich mit dem Kind zum Arzt!

Krankheit, Symptome	*Aromen*
Masern: Nach Schnupfen, Husten, Bindehautentzündung und Fieber zeigen sich hellrote Flecken hinter den Ohren, die sich über Kopf und Oberkörper zu den Beinen ausbreiten.	*Kamille und Eukalyptus, Tea-Tree und Lavendel. Als Badezusatz, Körperöl und für die Duftlampe.*
Röteln: Ähnlich wie Masern in abgeschwächter Form.	*Lavendel und Eukalyptus. Als Badezusatz und Körperöl*
Mumps: Diese eigentlich leichte Kinderkrankheit kann	*Zitrone, Thymian und Kamille. Als Badezusatz*

Krankheit, Symptome	Aromen
bei älteren Kindern oder Erwachsenen gefährlich werden. Schmerzhaftes Anschwellen der Speicheldrüsen.	
Windpocken: *Nach Kopfschmerzen und Fieber plötzlich Ausschlag mit hellroten Knötchen vom Rumpf aus. Stark juckend.*	*Lavendel, Eukalyptus, Bergamotte. Als Badezusatz und Körperöl*
Scharlach: *Hohes Fieber, Kopfschmerzen, starke Halsschmerzen und Schluckbeschwerden mit Erbrechen. Viele rote und rauhe Flecken verbreiten sich von der Brust in die Leistengegend und über den ganzen Körper*	*Kamille und Eukalyptus. Als Badezusatz und Körperöl*

Weitere Tips:

Wie bei allen Infektionen bietet sich zusätzlich Tea-Tree an. Es hilft nicht nur den kleinen Patienten, sondern sorgt auch bei den Angehörigen für Erleichterung, wenn es in die Duftlampe gegeben wird.

Allgemeines:

Konzentrationsschwäche hat meistens etwas mit Müdigkeit, gleichförmigen Arbeitsabläufen, Überanstrengung der Augen oder permanentem Streß zu tun.

Aromen: | Pfefferminze, Zitrone, Geranie und Lemongras

In der Duftlampe als Raumbeduftung kommt das Gedächtnis und die Konzentrationsfähigkeit wieder auf die Beine.

Mischungsvorschlag für die Duftlampe: *10 Tr. Lemongras, 5 Tr. Pfefferminze, 5 Tr. Geranie.*

Weitere Tips:

Spaziergang an der frischen Luft. Massieren Sie die Reflexzonen im Nacken und auf der Stirn (evtl. mit verdünntem Pfefferminz-öl). Stellen Sie sich aufrecht hin, strecken Sie die Hände in den Himmel, atmen Sie tief ein mit der Vorstellung von Kraft und Frische, die von oben in Ihren Körper strömt und sich in Ihrem Kopf ausbreitet. Essen Sie keine "schweren" Speisen, sondern "luftige" und weniger belastende wie z. B. Obst oder Rohkost. Außerdem die Essensmenge je Mahlzeit reduzieren.

Allgemeines:

Vielfach entstehen Kopfschmerzen durch nervöse Anspannung, Muskelverkrampfungen am Hinterkopf, durch eine geschädigte Wirbelsäule, Allergien im Lebensmittelbereich oder auch durch Verstopfung, Nebenhöhlenentzündungen oder Luftverschmutzung und Umweltgifte. Ebenso können Müdigkeit, Überanstrengung der Augen oder auch der gesamte Lebensstil des Betroffenen Kopfschmerzen begünstigen oder verursachen. Selbst Wetterfühligkeit oder permanente Lärmbelästigung gehören mit zu den Auslöserfaktoren.

Migräne ist die Steigerung und kann ebenfalls sehr viele Ursachen haben, zumal die Schulmedizin noch nicht genau weiß, wie sich Migräneanfälle abspielen und was sich tatsächlich bei den unterschiedlichen Schmerzformen ereignet.

Wer immer wieder unter Migräne leidet, ist häufig schlechter als andere Menschen in der Lage, Belastungssituationen zu bewältigen. Sie leiden unter einer Art von Dauerstreß, den sie nur unvollkommen bewältigen können. Daher sind neben organischen Ursachen auch die seelischen Ursachen zu ergründen.

Aromen:	*Kamille, Lavendel, Pfefferminze, Sandelholz, Basilikum, Bergamotte und Geranie*

Einsatz als Duftlampe, regenerierendes und entspannendes Bad. Massage an den Fußsohlen, im Nackenbereich und auf der Stirn, an den Schläfen und Ohrläppchen.

Mischungsvorschlag für Massageöl: 100 ml Trägeröl, 5 Tr. Pfefferminze, 5 Tr. Bergamotte, 5 Tr. Lavendel, 2 Tr. Basilikum.

Weitere Tips:

Versuchen Sie in ruhigen Minuten, die Probleme zu erkennen, über die Sie sich "den Kopf zerbrechen". Achten Sie auf veränderte Körperhaltungen, reduzieren Sie den Konsum koffeinhaltiger Getränke und Genußmittel. Gestalten Sie Ihre Ernährung und Ihr Leben so um, daß Kopfschmerzen und Migräneanfällen weniger Raum geboten wird.

Trinken Sie vermehrt Kamille- und Pfefferminztee. Widmen Sie sich dem Autogenen Training oder einer Ihnen angenehmen Meditationstechnik. Führen Sie eine Entschlackungskur durch oder machen Sie eine Heilfastenkur über 10 Tage.

Sprechen Sie mit Ihrem Heilpraktiker oder Arzt über eine Akupunktur-Therapie oder eine spezielle Schmerz-Behandlung.

Krampfadern

Allgemeines:

Krampfadern bilden sich (außer durch eine mögliche erbliche Disposition) im allgemeinen durch vieles und langes Stehen und Übergewicht. Die Elastizität der Gefäße verringert sich, und das Blut staut sich in den Venen, die dann anschwellen. Zu den Schmerzen kommt Schweregefühl. Krampfadern sollten auf jeden Fall fachkundig behandelt werden.

Aromen: | *Zypresse, Wacholder, Lavendel und Rosmarin*

Sie eignen sich sowohl für Badezusätze als auch für Körperöl.

Massieren Sie mit einer Mischung aus Zypresse und einem Trägeröl ganz sanft die Krampfadern.

Mischungsvorschlag für Massageöl: *100 ml Trägeröl, 5 Tr. Wacholder, 5 Tr. Lavendel, 2 Tr. Zypresse.*

Weitere Tips:

Spazierengehen und schwimmen tun gut. Zur Entlastung der Venen die Füße öfter am Tag hochlegen, damit das gestaute Blut besser abfließen kann. Reduzieren Sie Ihr Gewicht und nehmen Sie genügend Flüssigkeit zu sich. Zur Stärkung des Blutkreislaufs Knoblauchdragees.

Kreislaufbeschwerden

Allgemeines:

Die Gründe für zu hohen oder zu niedrigen Blutdruck müssen durch einen Arzt geklärt werden. Bei niedrigem Blutdruck helfen häufig schon Bewegungsübungen und vielleicht eine Tasse Kaffee oder ein paar anregende Atemübungen. Zu hoher Blutdruck kann neben organischen Ursachen auch durch psychische Anspannung, Streß oder Ärger entstehen.

Aromen:	*Rosmarin, Wacholder und Pfefferminze bei niedrigem Blutdruck. Lavendel, Zedernholz und Geranie bei hohem Blutdruck*

Geben Sie drei bis vier Tropfen in ein Taschentuch und inhalieren Sie nach Bedarf.

Mischungsvorschlag für ein aktivierendes Duschbad: Neutrale Duschsubstanz, 3 Tr. Rosmarin, 5 Tr. Pfefferminze.

für entspannenden Badezusatz: ½ Becher Sahne, 5 Tr. Lavendel, 5 Tr. Geranie, 1 Tr. Zedernholz.

Weitere Tips:

Sind die Beschwerden nicht nur vorübergehender Natur, sind weitreichende Veränderungen des Lebensstils nötig. Dies betrifft die Ernährung, das Gewicht und das individuelle Streßverhalten.

Kummer, Traurigkeit

Allgemeines:

Hier sind nicht die Depressionen gemeint, deren Ursache weitaus tiefer zu suchen sind als bei einer "einfachen" Traurigkeit, beispielsweise durch äußere Anlässe und Verluste. Traurig und voller Kummer sind wir alle mal, und je nach Tiefe des Schmerzes dauert diese Phase kürzer oder länger.

Aromen:	*Bergamotte, Grapefruit, Geranie, Kamille und Benzoe. Zusätzlich auch Lavendel und Melisse*

Verwenden Sie Ihre Mischung in der Aromalampe und als Badezusatz. Massieren Sie mit dem Körperöl die beiden Punkte vier fingerbreit unterhalb Ihrer Kniescheiben in der kleinen Vertiefung an der äußeren Seite Ihrer Schienbeine.

Mischungsvorschlag für Körperöl: *100 ml Trägeröl, 10 Tr. Bergamotte, 10 Tr. Grapefruit, 5 Tr. Bergamotte. Vor dem Schlafengehen auf der Brust einreiben.*

Weitere Tips:

Nutzen Sie das vertrauensvolle Gespräch mit anderen Menschen, möglicherweise auch mit einem Therapeuten. Suchen Sie Ablenkungen.

Suchen Sie in Ihrer Traurigkeit oder Ihrem Kummer Chancen für eine Weiterentwicklung Ihrer Persönlichkeit. Setzen Sie sich möglicherweise neue Ziele, engagieren Sie sich in dem Bereich wo Ihr Kummer entstanden ist.

Vielleicht hilft Ihnen die Frage: Was will mir dieses Ereignis/diese Entwicklung aufzeigen, welches Signal soll ich erkennen? Horchen Sie in sich hinein und versuchen Sie, den übergeordneten Sinn Ihres Kummers zu ergründen.

Allgemeines:

Viele Frauen haben während ihrer Periode Probleme. Einmal unregelmäßige, schwache oder ausbleibende Blutungen (Amenorrhöe), zum zweiten schmerzhafte Blutungen (Dysmenorrhöe) und das sogenannte Prä-Menstruations-Syndrom (PMS), das im Vorfeld der Periode auftritt.

Aromen: bei **starken Schmerzen**	*Geranie, Basilikum, Zypresse und auch Grapefruit*

Massieren Sie die Öle sanft durch Bauch- und Rückenmassagen im unteren Wirbelbereich ein.

Mischungsvorschläge:

100 ml Trägeröl, 10 Tr. Geranie, 10 Tr. Grapefruit, 5 Tr. Basilikum

bei unregelmäßigen Blutungen	*Wacholder, Muskatellersalbei, Kamille und Rosmarin*

100 ml Trägeröl, 10 Tr. Kamille, 10 Tr. Muskateller-Salbei, 5 Tr. Wacholder.

bei **PMS**	*Benzoe, Geranie, Lavendel, Kamille und Sandelholz*

100 ml Trägeröl, 10 Tr. Lavendel, 10 Tr. Geranie, 5 Tr. Sandelholz

Weitere Tips:

Kalzium- und Magnesiumzugaben können schmerzlindernd wirken, ebenso mehr Vitamine und Mineralien. Nachtkerzenöl und Kräutertees haben sich ebenfalls bewährt.

Überprüfen Sie Ihre Ernährung und Lebensweise. Verringern Sie Streß durch Meditation oder Entspannungstechniken.

Nicht selten sind Schmerzen oder Unregelmäßigkeiten angelernt und unbewußt von der Mutter oder anderen wichtigen Bezugspersonen im Kindesalter übernommen. Auch ein falsches Selbstverständnis der eigenen Weiblichkeit kann zu erheblichen Problemen führen (und begünstigt auch andere "Krankheits"bilder).

Hervorragende Hilfe bietet bei Menstruationsbeschwerden die Akupunktur. Sprechen Sie mit Ihrem Heilpraktiker.

Müdigkeit

Allgemeines:

Müdigkeit ist in der Regel eine völlig normale Reaktion des Körpers auf Anstrengung, Anspannung oder einen ereignisreichen Tag. Wir müssen unterscheiden zwischen körperlicher Müdigkeit und geistiger Erschöpfung, die in der heutigen streßbetonten Zeit immer häufiger wird und negative Auswirkungen hat. Auch kurzzeitige Müdigkeitserscheinungen, die im Verlauf des Tagesrhythmus auftreten, gehören hierzu.

Aromen:

> *Kiefer, Geranie, Basilikum, Eukalyptus, Orange und Zitrone für die Duftlampe, als aktivierendes Duschgel, oder einfach einen Tropfen in ein Taschentuch und inhalieren*

Mischungsvorschlag für die Duftlampe: *5 Tr. Eukalyptus, 5 Tr. Kiefernadel, 5 Tr. Zitrone, 2 Tr. Basilikum.*

Weitere Tips:

Überprüfen Sie Ihren Zuckerverbrauch (auch die versteckten Zucker), wenn Sie häufig grundlos müde sind. Oft sind Lebensmittelallergien eine Ursache. Hier müssen die entsprechenden Nahrungsmittel identifiziert und im Essensplan reduziert werden.

Vermehrte Bewegung kann den Kreislauf in Schwung bringen und Müdigkeit auf ein normales Maß reduzieren. Bei gleichzeitiger Antriebsschwäche ist auch eine Entschlackungskur (gerade bei übergewichtigen Menschen) angezeigt.

Massieren Sie die Reflexzonen im Nackenbereich und die kleinen Finger rund um den Fingernagel.

Muskelschmerzen

Allgemeines:

Muskelkater entsteht durch ungewohnte Anspannungen vernachlässigter Muskelgruppen (z. B. auch nach Verletzungen oder Operationen). Rückenschmerzen können durch seelische Anspannungen kommen, durch zuviel Sitzen, nach langem Stehen oder durch falsche Bewegungsabläufe beim Heben oder Tragen.

Hier helfen vor allem heiße Bäder und sanfte Massagen:

Aromen:

> *Muskateller-Salbei entspannt, Rosmarin und Wacholder aktivieren. Außerdem Cajeput und Pfefferminze*

Mischungsvorschlag für Massageöl: *100 ml Trägeröl, 10 Tr. Muskateller-Salbei, 5 Tr. Rosmarin, 5 Tr. Pfefferminze.*

Weitere Tips:

Achten Sie auf richtige Bewegungsabläufe und vitaminreiche Ernährung. Ein normaler Muskelkater geht vorbei - problematischer sind andauernde Rückenschmerzen. Gehen Sie den seelischen Ursachen auf den Grund (z. B. permanente Überforderung im Beruf). Woran haben Sie so schwer zu tragen?

Stärken Sie die Muskulatur um die Knochen und Gelenke herum evtl. unter Mitarbeit eines Krankengymnasten.

Nebenhöhlenentzündung

Allgemeines:

Die Nase ist verstopft, rund um die Augen schmerzender Druck, Kopfschmerzen und teilweise schlechter Atem - das deutet auf eine Nebenhöhlenentzündung. Diese Infektion kann zu einer chronischen Krankheit werden, wenn sie nicht behandelt wird. Häufig entstehen Nebenhöhlenentzündungen bei einer Erkältung, Grippe oder einem Schnupfen.

Aromen:

Lavendel, Pfefferminze, Kiefer, Thymian und Zitrone.

Inhalieren Sie mehrfach am Tag und massieren Sie nachts rund um die Nasenwurzel, neben den Nasenlöchern und auf die Stirn über den Augenbrauen das Trägeröl ein. Oder tun Sie ein paar Tropfen auf's Kopfkissen.

Mischungsvorschlag *für 2 Eßlöffel Trägeröl: 5 Tr. Zitrone, 5 Tr. Pfefferminze, 5 Tr. Kiefernadel.*

Weitere Tips:

Schränken Sie schleimbildende Nahrungsmittel (z.B. Molkereiprodukte) ein, nehmen Sie mehr Rohkost und Säfte zu sich. Mineralstoffe und Vitamin C können die Heilung der Infektion unterstützen. Nehmen Sie Knoblauchdragees, das unterstützt die Entgiftung.

Nervosität, innere Unruhe

Allgemeines:

Die Ursache ist häufig Angst und Streß. Auslöser sind nicht nur offensichtlich - meist wirken diese Mechanismen unterschwellig und haben sich im Laufe der Zeit eingeübt und verselbständigt. Innere Unruhe kann zu Muskelverspannungen führen mit zum Teil erheblichen Schmerzen, außerdem zu Schlafstörungen, depressiven Verstimmungen, Unkonzentriertheit u.ä.

Aromen:

> *Bergamotte, Melisse, Orange, Sandelholz, Benzoe und Jasmin.*

Hier werden verborgene Ängste gelöst und die Stimmung positiv unterstützt, teilweise ausgleichend, teilweise aktivierend. Neben der Anwendung in der Duftlampe vor allem zur Massage, was über den Körper ebenfalls zur Entspannung und Lösung führt.

Mischungsvorschlag für die Duftlampe: *10 Tr. Melisse, 5 Tr. Orange, 5 Tr. Sandelholz.*

Weitere Tips:

Entscheiden Sie sich für eine Entspannungstechnik, die Ihnen besonders liegt: Meditation, Autogenes Training, Muskelentspannung nach Jacobsen o.ä. Berücksichtigen Sie bei Ihrer Ernährung, daß es viele Dinge gibt, die den Stoffwechsel aktivieren. Oft ist auch eine gelassenere Einstellung zum Leben nötig.

Allgemeines:

Neuralgien bezeichnen Schmerzen des peripheren Nervensystems, wie z. B. auch Ischias. Im engeren Sinne ist hier aber die Gesichtsneuralgie (Trigeminusneuralgie) gemeint, die Schmerzen bis zur Unerträglichkeit auslösen kann.

Aromen:

> *Kamille, Lavendel, Rosmarin, Geranie Zusätzlich Stimmungsaufheller: Bergamotte und Eukalyptus*

Massieren Sie mit einem Körperöl die betroffenen Stellen sanft ein. Setzen Sie Ihre Mischung dem Badewasser zu. Wohl tut auch ein Gesichtsdampfbad.

Mischungsvorschlag für ein Gesichtsdampfbad:

1 Liter kochendes Wasser, 1 Tr. Lavendel, 1 Tr. Bergamotte.

Weitere Tips:

Akupunktur wirkt sehr erfolgreich bei der Schmerztherapie. Mittlerweile gibt es Kliniken, die mit einer ganzheitlichen Schmerztherapie auf den Patienten eingehen. Neuralgien sind auch Hinweise auf Dinge im Leben, die man mit aller Gewalt versucht, nicht zu akzeptieren.

Schlafstörungen

Allgemeines:

Wie viele Beschwerden im geistig-seelischen Bereich kann auch eine Schlafstörung völlig unterschiedliche Ursachen haben. So sollte sehr gut untersucht werden, ob organische Ursachen in Frage kommen. Meistens geht es bei diesem Symptomkomplex auch darum, daß man mit den Dingen des Alltags nicht abschließen kann, nur schwer Abstand gewinnt und nicht loslassen kann. Vielleicht sind die Anforderungen im Alltag, im Beruf oder der Partnerschaft so drängend, daß sie einen nicht zur Ruhe kommen lassen. Im günstigsten Fall hat man sich einfach nur ein falsches Schlafverhalten angewöhnt.

Aromen:

> *Basilikum, Kamille, Lavendel, Sandelholz, Bergamotte und Geranie*

Ob als Badezusatz am Abend, für die Duftlampe im Schlafzimmer (vor dem Einschlafen das Teelicht löschen!) oder als Pafumöl zum Einreiben der Akupunkturpunkte.

Mischungsvorschlag für Schlafraum-Duftlampe *(bitte ausmachen, bevor Sie einschlafen!):*

5 Tr. Basilikum, 5 Tr. Bergamotte, 2 Tr. Sandelholz.

Weitere Tips:

Überprüfen Sie für etwa zwei Wochen Ihr Schlafverhalten (evtl. in Zusammenarbeit mit Ihrem Partner). Die Erkenntnisse aus den Notizen werden Sie sensibel machen für die Art und Weise, wie

Sie mit Schlafen und Wachen umgehen. Denken Sie daran, daß Pausen zur Leistungsfähigkeit genauso dazugehören, wie Aktivität.

Vermeiden Sie Schlafmittel - sie führen bei Dauergebrauch zu Schlaflosigkeit! Wenn überhaupt, dann natürliche Mittel wie Baldrian, Melissentee, o.ä.

Essen Sie 3-4 Stunden vor dem Schlafengehen keine größeren Mahlzeiten mehr.

Meditation für besseres Einschlafen:

Stellen Sie sich eine Wiese vor mit ihren vielen bunten Blumen, vielfältigen Gerüchen, dem Geräuschteppich von Insekten und Vögeln und einem sanften Wind, der durch die Gräser zieht. Spüren Sie die Feuchtigkeit des Morgens unter ihren Fußsohlen, erfühlen Sie das pulsierende Leben und atmen Sie tief ein. Schauen Sie den Vögeln nach und den Blättern und genießen Sie einfach nur dieses Bild der Ruhe und Harmonie. Sie werden staunen.

Allgemeines:

Schuppen sind entweder abgelöste Hautzellen der Kopfhaut-oberfläche oder Schorfbestandteile von entzündeten Stellen der Kopfhaut. Ursachen können mangelnde Durchblutung der Kopfhaut sein, die Verwendung von zu aggressiven Haarpflegemitteln und die Folge falscher Ernährung oder einer Lebensmittelallergie.

Aromen:	*Tea-Tree und Lavendel bei trockenen Schuppen.* *Bergamotte und Rosmarin bei fettigen Schuppen.*

Nehmen Sie für eine Portion Shampoo etwa fünf Tropfen Ihrer Aromen und spülen Sie das Haar sehr sorgfältig aus.

Bereiten Sie sich ein Haarwasser, mit dem Sie nach dem Haarewaschen Ihre gesamte Kopfhaut sanft massieren.

Mischungsvorschlag für ein Haarwasser: 100 ml destilliertes Wasser, 5 Tr. Lavendel, 3 Tr. Bergamotte. Vor Gebrauch immer wieder gut schütteln.

Sexuelle Unlust (Männer und Frauen)

Allgemeines:

Nur selten ist Frigidität oder Impotenz an eine organische Störung gekoppelt. Vielmehr spielen hier seelisch-geistige Ursachen eine Rolle. Die Gründe reichen von einem ungeliebten Partner bis hin zu komplexen Problemen wie Angst, negativem Selbstbild, religiösen Tabus, Erziehungsballast oder Kindheitstraumata. Die Reihe ließe sich fortsetzten - es kommt auf die ganz persönlichen Umstände der Betroffenen an.

Aromen:	*Jasmin, Rose, Ylang-Ylang, Sandelholz, Neroli, Orange und evtl. auch Muskateller-Salbei.*

Als Badezusätze führen sie zu körperlichem Wohlbefinden und regen die Seele an. Partnermassagen können einen Zugang zum Körper auch ohne direkte Sexualität zulassen. Als Raumbeduftung wirken diese Aromen verführerisch und erotisierend.

Mischungsvorschlag für die Aromalampe: 5 Tr. Ylang-Ylang, 5 Tr. Neroli, 2 Tr. Muskateller-Salbei.

Berücksichtigen Sie bei der sanften Partner-Massage besonders folgende Bereiche: Oberschenkelinnenseiten, unterer Rücken, Schultern und Nackenbereich, Hände und Unterarme oder die Füße.

Mischungsvorschläge für Massageöle:
- 100 ml Mandelöl, 5 Tr. Rose, 2 Tr. Jasmin, 3 Tr. Orange.
- 100 ml Mandelöl, 5 Tr. Sandelholz, 5 Tr. Neroli, 5 Tr. Orange.

Weitere Tips:

Entscheidend ist die wirkliche Bereitschaft der Partner, aufeinander zuzugehen. Ansonsten sind alle Versuche sinnlos, in eigener Regie an den Problemen zu arbeiten. Die Unterstützung durch einen Therapeuten sollte ernsthaft in Erwägung gezogen werden.

Streß

Allgemeines:

Streß ist mittlerweile zur Volksseuche Nr. 1 geworden! Ein Großteil der sog. Zivilisationskrankheiten, die prozentual einen sehr hohen Anteil an den Gesamterkrankungen haben, lassen sich letztendlich auf Streß zurückführen. Streß stört das normale Gleichgewicht der geistig-seelischen und körperlichen Gesundheit. Es gibt körperliche Streßfaktoren, Umweltstressoren, geistig-seelische Belastungen aller Art und die Art und Weise, wie wir auf äußere Probleme und Herausforderungen reagieren. Streß kann in diesem Sinne niemals per Medikament abgestellt werden. Vielmehr ist es nötig, den Umgang mit den Streßfaktoren zu erlernen, denn nicht die Dinge an sich sind stressig, sondern unsere Reaktion darauf.

Aromen:
Bergamotte, Lavendel, Kamille, Geranie und Rosmarin

Dies sind die bevorzugten Öle, die antidepressiv, ausgleichend und anregend wirken. Eine Wohltat gegen Streß ist das Aromabad mit Meditation. Mehr Gelassenheit, eine positivere Grundstimmung, eine gewisse Leichtigkeit und gute Laune können durch diese Aromen unterstützt werden. Eine beruhigende oder aktivierende Aroma-Massage wirkt ebenfalls Wunder. Ebenso ist die Aktivierung der Akupressurpunkte mit Parfumölen sinnvoll.

Mischungsvorschlag für die Aromalampe: *10 Tr. Bergamotte, 5 Tr. Rosmarin, 5 Tr. Geranie*

Akupressur:

- 3 Fingerbreit unterhalb des Nabels

- Schädelbasis und oberer Hals, beidseitig der Wirbelsäule

- zwischen den Augenbrauen

- unteren Rücken beidseitig der Wirbelsäule

- 4 Fingerbreit unterhalb der Kniescheibe außen (in der kleinen Vertiefung)

Vorschlag für Massageöl: 100 ml Mandelöl, 10 Tr. Geranie, 10 Tr. Kamille, 5 Tr. Lavendel.

Weitere Tips:

Ganz wichtig ist, sich über Ihre individuellen Streßfaktoren klar zu werden und sie abzustellen bzw. in ihrer Problematik zu vermindern und damit den Streßpegel im Körper zu senken. Dazu gehören Entspannungsmethoden, z. B. die Muskelentspannung nach Jacobsen oder Autogenes Training, Zen-Meditation, Ausgleichssport, usw.

Visualisierung 1:

Lassen Sie sich in Ihrer Vorstellung auf einer Rolltreppe nach unten fahren in einen Bereich der Ruhe und Entspannung. Gedämpftes Licht und nur leise Hintergrundgeräusche machen diesen Ort zu einem gemütlichen und sicheren Ort, an dem Sie sich nicht um die Probleme und Aufgaben kümmern müssen.

Visualisierung 2:

Wenn Sie lieber schweben, stellen Sie sich vor, Sie liegen auf einem Teppich, der sich langsam erhebt und über Ihren Problemen und Alltagssorgen schwebt. Sie bekommen Abstand zu Ihrem Streß und räkeln sich in dem sanften Wind und der warmen Sonne.

Malen Sie sich diese Visualisierungsvorschläge bis ins kleinste aus, unternehmen Sie quasi eine Reise in ihrem Kopf.

Weitere Fragen für Ihre persönliche Orientierung:

Überprüfen Sie Ihre Denkgewohnheiten und von anderen übernommene Wertvorstellungen. Beschwören Sie durch falsch verstandenen Ehrgeiz Streßsituationen erst herauf? Vielleicht brauchen Sie eine neue Einstellung zu Ihren Zielen und etwas weniger Perfektion?

Allgemeines:

Jede Sucht (egal ob Tabak, Alkohol, Drogen, Medikamente oder auch gesundheitschädigende Gewohnheiten) hat generell eine bestimmte Funktion für den Süchtigen, und es werden innerlich ganz bestimmte psychische Abläufe unterstützt. Diese Grundstrukturen können sehr unterschiedlicher Natur sein und waren als "Programm" vielleicht auch einmal für eine gewisse Zeit sinnvoll. Eine seelisch-geistige Umprogrammierung ist ohne äußerliche Hilfe fast unmöglich.

Aromen:

> *Zedernholz, Geranie, Grapefruit, Sandelholz, Kiefernöle, Orange, Bergamotte, Vanille, Ylang-Ylang und Muskatellersalbei*

Aromatherapie kann hier vor allem im seelischen Bereich aufbauende Unterstützung bieten. Wechseln Sie die Öle regelmäßig, um auch hier einer Gewöhnung vorzubeugen. Experimentieren Sie!

Mischungsvorschlag für Raumbeduftung: *10 Tr. Zedernholz, 10 Tr. Grapefruit, 10 Tr. Sandelholz, 5 Tr. Orange.*

Weitere Tips:

Professionelle (Dauer-)Akupunktur ist häufig sehr wirksam. Unterstützende Psychotherapie, die sich auch auf neue Ziele konzentriert und auf Sinnstiftung und Sinnfindung hinarbeitet.

Allgemeines:

Nur selten ist Übergewicht die Folge einer Störung des Hormon-
haushaltes. Die oft komplexen Gemütszustände sollten intensiv
beobachtet werden. Dazu gehört auch mangelndes Selbstvertrau-
en, Depression oder Angstzustände, was sich über ein falsch ein-
geübtes Eßverhalten zu echten Problemen ausweitet.

Die Wunschfigur sollte sich nicht nach den Modenormen richten,
sondern nach dem eigenen Wohlfühlen in medizinisch vertretba-
rem Bereich.

Aromen: | *Fenchel, Patchouli, Bergamotte*

Diese Aromen wirken positiv auf die Gemütszustände und wirken appetitregulierend.

Mischungsvorschlag für Massageöl: *100 ml Mandelöl, 15 Tr.
Fenchel, 10 Tr. Patchouli.*

Weitere Tips:

Überlegen Sie sich, ob Ihr Dicksein eine bestimmte Funktion ge-
habt haben kann oder noch hat. Möglicherweise sind die Pro-
grammierungen heute unsinnig und Ihre Persönlichkeit kann auf-
grund anderer Attributen "Gewicht" haben. Unumgänglich ist das
bewußte Auseinandersetzen mit dem eigenen Körper, dem Eßverhalten, einer Neuorientierung in Ihrer Ernährung und selbstverständlich Bewegung und Gymnastik.

Akupressur:

Hier einige Punkte, die den Appetit mildern, den Stoffwechsel anregen und die Grundstimmung heben können:

- die Ohrmuscheln und die Außenränder der Ohren

- 4 Fingerbreit über der Ohrspitze auf beiden Kopfseiten

- die Fläche genau in der Mitte Ihrer äußeren Oberarme

- die letzte Gelenkfalte des kleinen Fingers (auf der Handinnenseite) mit dem Daumennagel derselben Hand massieren

- rechts und links des Nabels und zusätzlich etwa 3 Fingerbreit über diesen beiden Punkten.

Allgemeines:

Bauchschmerzen, Blähungen, Sodbrennen und Durchfall sind in der Regel Folge von falschem Eßverhalten: Zu fett, zu schnell, zuviel, unverträgliche Nahrungsmittel und ganz besonders auch Streß können zu Verkrampfungen führen, die sehr schmerzhaft sein können.

Aromen:	Fenchel (süß), Pfefferminze, Lavendel und Bergamotte

Generell können alle in der Küche verwendeten Gewürze verdauungsfördernd und beruhigend wirken. Eine sanfte Bauchmassage mit kreisenden Bewegungen im Uhrzeigersinn wirkt entblähend und entkrampfend.

Sollten die Beschwerden nicht innerhalb von drei Tagen vorübergehen, sollte ein Arzt oder Heilpraktiker hinzugezogen werden.

Mischungsvorschlag für Massageöl:

100 ml Olivenöl, 10 Tr. Pfefferminze, 5 Tr. Bergamotte, 3 Tr. Fenchel

Weitere Tips:

Stellen Sie Ihre Ernährungsweise um. Nehmen Sie sich Zeit und setzen Sie sich bewußt mit dem, was Sie essen, auseinander. Reduzieren Sie Ihre Eßmengen.

Bei zusätzlicher Übelkeit lutschen Sie einen Tropfen Pfefferminzöl vom Handrücken. Trinken Sie außerdem Kamille- und Fencheltee.

Massieren Sie zusätzlich folgenden Akupressurpunkt:

- der Punkt am Ende der Hautfalte, wenn Sie den Daumen an die gestreckte Hand pressen.

Verstopfung

Allgemeines:

Verstopfungen sind in erster Linie auf eine ballaststoffarme Ernährung zurückzuführen. Außerdem weisen sie auf seelische Un-
zufriedenheit und unterdrückte Ängste hin.

Aromen:

> *Fenchel, Majoran, Rosmarin und Kreuzküm-
> mel, evtl. Bergamotte*

Sanfte Massage auf dem Bauch mit einer Körperölmischung.

Mischungsvorschlag für ein Massageöl: *100 ml Olivenöl, 10
Tr. Rosmarin, 3 Tr. Majoran, 5 Tr. Bergamotte.*

Weitere Tips:

Tees aus Kamille, Löwenzahn und Kümmel. Trinken Sie viel
stilles Wasser (kein Quellwasser!). Es spült die Giftstoffe aus
dem Körper und stellt gleichzeitig Mineralien und Spurenelemente zur Verfügung. Verändern Sie unbedingt Ihre Ernährung,
wenn Sie ständig unter Verstopfung zu leiden haben. Bei einer
überwiegend sitzenden Lebensweise sollten Sie für genügend
ausgleichende Bewegung sorgen.

Wechseljahresbeschwerden

Allgemeines:

Das sog. Klimakterium beinhaltet eine Vielzahl von Symptomen. Viele Frauen erleben in dieser Zeit Beschwerden und Unpäßlichkeiten: Depressionen, fliegende Hitze, Unruhe, Schlaflosigkeit und starke Stimmungsschwankungen. Die Rolle der Hormone in ihrem Veränderungsprozeß wird in aller Regel weit unterschätzt. Ebenso die seelisch-mentalen Wirkungen. Viele Frauen müssen lernen, ihr Leben unter völlig neuen Gesichtspunkten zu sehen. Dies ist jedoch nicht so sehr ein Problem der Wechseljahre selbst, sondern der Erziehung zu dem bisherigen Rollenverständnis.

Übrigens machen auch viele Männer ähnliche seelische Entwicklungssprünge durch, die dann jedoch mit anderen Mitteln kaschiert und unter anderen Vorwänden wegargumentiert werden. Wechseljahre sind also nicht einfach nur ein organisches Problem, sondern auch ein Aspekt der seelisch-geistigen Entwicklung.

Aromen: | *Kamille, Fenchel, Jasmin, Bergamotte, Lavendel, Geranie und Sandelholz*

Frische Düfte vermitteln Leichtigkeit und können die Stimmung heben. Andere Düfte vermitteln eine neue Sinnlichkeit zum eigenen Körper. So eignen sich die Aromen zum Einsatz in der Duftlampe, in Bädern, bei Massagen und auch für Parfums, die ausgleichend wirken.

Mischungsvorschlag für Badezusatz: *½ Becher Sahne, 3 Tr. Jasmin, 5 Tr. Geranie, 5 Tr. Kamille*

Weitere Tips:

Ordnen Sie Ihr Leben neu, setzen Sie sich sinnvolle Ziele. Bei körperlichen Beschwerden konsultieren Sie einen Arzt oder Heilpraktiker, mit denen unter ganzheitlichen Gesichtspunkten ein begleitendes Programm entwickelt werden kann.

Auch hier gilt wieder, daß Beschwerden nicht einfach abgestellt werden (und sich dann anders äußern), sondern zu einer Weiterentwicklung Ihrer Persönlichkeit führen sollen.

Weitere Aspekte sind eine gesunde und ausgewogene Ernährung, die Wert auf Vitamine, Mineralstoffe und Spurenelemente legt.

Allgemeines

Neben gründlicher Hygiene und der zahnärztlichen Behandlung von Plaque, Zahnstein und Paradontose eignen sich folgende Aromen für Mundspülungen und desinfizierende Mundwässer:

Aromen:

> *Lavendel, Kamille, Tea-Tree, Nelkenöl und Myrrhe*

Mischungsvorschlag für ein Mundwasser: *½ Glas lauwarmes Wasser, 1 Tr. Tea-Tree, 1 Tr. Nelkenöl oder Kamille*

Teil C

Die Aromen
und ihre Wirkungen

Kurzbeschreibung der Aromen mit ihren Wirkungen

Auf den folgenden Seiten finden Sie die Beschreibung einer Auswahl von Aromen. Es gibt noch wesentlich mehr Öle im Handel, was aber für den Gebrauch im Rahmen dieses Buches sicher nicht unbedingt nötig ist.

Bitte beachten Sie außerdem, daß diese Stichworte nur die wesentlichen Aspekte berücksichtigen und keine vollständige Erläuterung geben.

Basilikum

Bekannt als Gewürz und hoch geachtet als Heilpflanze. Reduziert Angstgefühle, nervöse Anspannung und gleicht geistige Erschöpfung aus. Wirkt sehr gut auf psychisch-mentaler Ebene, stärkt das Gedächtnis und sorgt für einen klaren Kopf. Wirkt anregend, beruhigt die Nerven und spricht vor allem die linke Gehirnhälfte (Logik, Intellekt) an. Auf der physischen Ebene vor allem bei Bronchitis, Erkältung, Entzündungen der Luftwege und bei Verdauungsbeschwerden.

Benzoe

Bei Beschwerden der Atemwege: Asthma, Bronchitis, Husten. Wirkt desinfizierend und schleimlösend. Beruhigend auch bei Hautreizungen. Im seelischen Bereich als Schutz gegen äußere Einflüsse und bei Traurigkeit. Emotional ausgleichend.

Bergamotte

Bevorzugtes Öl gegen Streß und zur Stimmungsaufhellung. Wirkt seelisch beruhigend, entspannend, angstlösend und steigert die Konzentration. Körperlich entkrampft dieser Duft und senkt Fieber. Eignet sich hervorragend als Raumspray, für's Auto und als Badezusatz bzw. für Parfums. Da Bergamotte die Lichtempfindlichkeit der Haut erhöht, nicht direkt und unverdünnt auf die Haut geben.

Cajeput

Seit alters her wichtiges Heilmittel für verschnupfte Nasen, bei Erkältungskrankheiten, Halsschmerzen und Fieber. Da es sanft wirkt, ist es besonders für Kinder geeignet. Das Öl wirkt stark antiseptisch, schmerzlindernd, schleimlösend und muskelentspannend. So kann es auch bei Nerven- und Muskelschmerzen eingesetzt werden. Besonders wirksam in Verbindung mit anderen Ölen für diese Beschwerdebilder. Z. B.: Lavendel, Pfefferinze und Nadelöle.

Eukalyptus

Besonders bei fiebrigen Erkrankungen der Atemwege, bei Erkältungen und Grippe, Bronchitis und Halsentzündungen wirkt es gut gegen Viren und aktiviert die Atmung. Hilft bei Blasenentzündungen, Durchfall und auch Diabetes, weil es einen überhöhten Blutzuckerspiegel senkt. Diese Essenz erfrischt, steigert die Konzentrationsfähigkeit und regt das Nervensystem an, was positiv auf Migräne wirken kann.

Fenchel

Stärkt den Magen, fördert die Durchblutung, löst Schleim und entgiftet, beruhigt und entspannt Körper und Geist. Vielseitige Wirkungsbereiche: bei Suchtkrankheiten antitoxisch; verringert den Appetit; hilft gegen Cellulitis und bei altersbedingten Degenerationsprozessen, bei Menstruationsbeschwerden und in den

Wechseljahren. Verwenden Sie den süßen Fenchel. Er paßt gut zu Pfeffer und macht sich sehr schön in Parfums.

Fichtennadel

Für alle Nadelöle gilt, daß sie gut für die Atemwege sind, schleimlösend, entkrampfend und reinigend wirken. Sie ionisieren die Raumluft und klären die Atmosphäre. Damit sind diese Düfte gut gegen Husten, Bronchitis, Erkältungen. Sie wirken desodorierend, erfrischend und stimulieren den Kreislauf.

Geranie

Seelisch wirkt die Geranie ausgleichend und entspannend, verbessert die Konzentration, fördert das Selbstvertrauen und hebt die Stimmung. Stabilisiert bei Ruhelosigkeit, Unsicherheit, depressiver Verstimmung, Anspannung oder Angst. Physisch wirkt es entzündungshemmend, imunstimulierend bei nervösem Magen, bei Menstruationsbeschwerden und während der Wechseljahre. Ist auch angezeigt bei hohem Blutzuckerspiegel. Wird als wesentlich preiswerterer Ersatz von Rosenöl gerne für Parfums verwendet und zur Abwehr von Insekten und Ungeziefer.

Grapefruit

Sonne pur! Grapefruit regt den Thalamus zur Ausschüttung von Glücksbotenstoffen an. Fördert optimistische Einstellung, weckt Lebensfreude, erfrischt die Atmosphäre - besonders im Winter oder bei trübem Wetter. Das Lymphsystem wird aktiviert, und damit die Entgiftungsprozesse. Außerdem wirksam bei Muskelkater, gegen fettige Haut und Akne. Verbessert den gefühlsmäßigen Gesamtzustand (z. B. bei Gewichtsreduktion wichtig) und eignet sich für Gesichtswässer und zur Raumbeduftung.

Jasmin

Betörend, erotisierend, inspirierend, beflügelnd - und teuer. Jasmin berührt die tieferen Ebenen unserer Persönlichkeit und Gefühle. Daher auch Grundbestandteil vieler Parfums und ganz persönlicher Duftmischungen.

Kamille

Wirksames Hausmittel bei vielerlei Beschwerden. Dieses Aroma beruhigt, besänftigt, ist entkrampfend und entzündungshemmend. Als Tee, Öl oder Salbe wirkt Kamille bei Husten, Bronchitis, juckender und rissiger Haut, Entzündungen und Allergien der Haut, bei Magenkrämpfen, Neuralgien, Menstruationsbeschwerden, bis hin zu Zahnschmerzen. Auf der seelischen Seite wirkt Kamille schlaffördernd, Trost spendend, bei Ärger und Streß und vorübergehenden "Empfindlichkeiten" der Seele.

Lavendel

Hier könnte jetzt eine zweiseitige Liste stehen. Ohne Übertreibung: Lavendel ist derart vielseitig und auf verschiedenen Ebenen wirksam, daß es im Grunde bei allen Beschwerden angezeigt ist. Grund dafür könnte sein, daß Lavendel hilft, Extreme auszugleichen und das innere Gleichgewicht wiederzufinden - Grundlage für jede Heilung. Es schenkt Ruhe und Gelassenheit.

Lemongras

Die angenehme und stimmungsaufhellende Frische beruhigt das zentrale Nervensystem, wandelt Müdigkeit in Aktivität, fördert die Denkfähigkeit und die Konzentration. Lemongras wirkt keimtötend und desinfizierend, dient damit auch zur Vorbeugung gegen Erkältungskrankheiten. Außerdem vertreibt es Insekten.

Melisse

In der Volksmedizin als Allheilmittel verwendet. Es beruhigt, entspannt, harmonisiert, stärkt die Nerven, beruhigt den Schlaf und belebt. Einsatz bei Erkältungskrankheiten, Nervenentzündungen, nervösem Hautjucken, bei Leber- und Galleerkrankungen, Migräne und bei Depressionen. Außerdem appetitanregend.

Muskateller-Salbei

Das ideale Nervenberuhigungsmittel - vom einfachen Wohlfühlen bis hin zu leichten Rauschzuständen. Gilt seit über 2000 Jahren als Zugang zu den spirituellen Kräften, zu Inspiration, Kreativität und Intuition. Wichtiges Aroma zur Unterstützung von Psychotherapien oder Symptomkomplexen, die vor allem seelische Defizite als Ursachen haben. Bei Kopfschmerzen, Menstruationsproblemen, während der Wechseljahre, bei Muskelverspannungen, Infektionen, Keuchhusten und allen vegetativen Störungen.

Neroli

Wirkt ausgleichend und stärkend auf das Nervensystem, antidepressiv und harmonisierend. Aktiviert bei Energieabfall und Leistungsschwäche. Außerdem erotisierende Wirkung. Auf physischer Ebene wirkt Neroli antiseptisch und entkrampfend.

Orange (süß)

Wirkt antidepressiv, konzentrationsfördernd, erheiternd und belebend. Damit gut gegen Streß, beim Wunsch nach Wärme und Geborgenheit und bei einzelnen Formen der Schlaflosigkeit. Gegen chronische Bronchitis, bei trockener und gereizter Haut. Vorbeugend bei Erkältungen, in der Mund- und Zahnpflege.

Patchouli

Sehr beliebt als Parfum. Wirkt erotisierend und stark insektenabweisend. Zur Hautpflege und bei Pilz-Infektionen. Entzündungshemmend und regenerierend. Beruhigt die Seele als Antidepressiva.

Pfeffer

Pfeffer wird als Heil- und Würzmittel benutzt. Es fördert die Verdauung, regt die Durchblutung an, senkt Fieber und stillt Schmerzen. Es stärkt die Seele und regt die Konzentrationsfähigkeit an. Sehr angenehm in Herrenparfums.

Pfefferminze

Das Standardöl für Erkältungen und Verdauungsbeschwerden. Pfefferminze wirkt beruhigend und aktivierend gleichermaßen, stillt Schmerzen (z. B. Migräne), senkt Fieber und löst Stauungen im Organismus. Auch auf der psychischen Seite gelten diese Attribute: das Nervensystem wird angeregt, die Konzentrationsfähigkeit verbessert, geistige Überlastungen werden ausgeglichen.

Rosmarin

Stimuliert auf mentaler Ebene und aktiviert bei geistiger Arbeit. Die Lebensgeister werden geweckt, Kreislauf und Stoffwechsel werden angeregt. Rosmarin entkrampft und wirkt stark antiseptisch.

Salbei

Regt den Stoffwechsel an, reinigt und entschlackt. Kräftigt die Nerven, wirkt antidepressiv und stimmungsaufhellend.

Sandelholz

Aktiviert und beruhigt gleichzeitig. Stärkt mangelndes Selbstvertrauen, hilft bei großer Empfindsamkeit, unterstützt die Auflösung von Suchtkrankheiten und emotionalen Störungen. Sehr sinnlich und erotisierend. Anwendung bei Akne, trockenen und alternden Hauttypen, Bronchitis und Husten, Blasenentzündungen und Durchfall. Ideal für die Parfumherstellung und die Raumbeduftung für private Stunden.

Tea-Tree (Teebaumöl)

Ein Öl für alle Fälle mit ungewöhnlicher Heilkraft. Wirkt stark gegen Bakterien und Viren, bekämpft Entzündungen, lindert Juckreiz und Schmerzen, usw. Als wesentlicher Bestandteil einer Aroma-Hausapotheke hilft es bei Erkältungskrankheiten, Hautkrankheiten und allem, was mit Entzündungen zu tun hat.

Vanille

Macht positiv, wirkt beruhigend und ausgleichend, besänftigt bei Streß, Ärger, Unsicherheit oder Zorn. Generell ein Aroma zum Wohlfühlen und zur seelischen Stärkung.

Wacholder

Unterstützt die geistige Klarheit, Frische und Ausdauer. Wirkt psychisch aufbauend und stimulierend, eignet sich daher gut bei Konferenzen, bei der Ideenfindung und -realisierung; generell gut für den Arbeitsplatz. Auch auf körperlicher Ebene ähnliche Wirkungen: anregend, kräftigend, reinigend. Löst schädliche Ablagerungen im Körper, wirkt bei Entzündungen der Atemwege und gegen nervöse Anspannungen.

Ylang-Ylang

Wirkt vor allem beruhigend, stimmungsaufhellend, erotisierend, ausgleichend und entkrampfend. Gut gegen Ärger, Frustration, nervöse Anspannung (und die damit verbundenen Symptome, wie Schlaflosigkeit oder Streß). Vermittelt ein Gefühl von Wärme und Geborgenheit. Positive Wirkung auf Bluthochdruck, Menstruationsbeschwerden und fettige Haut (als Körperpflegemittel). Allerdings: nicht jeder mag diesen Duft.

Ysop

Bei Schnupfen, Verdauungs- und Stoffwechselproblemen und bei Konzentrationsschwierigkeiten wirkt dieser Duft entkrampfend, schleimlösend, reinigend und aufmunternd. Durch seine bedingt toxische Wirkung sollte dieses Öl vorsichtig verwendet werden.

Zedernholz

Die Zeder gilt als Baum der Kraft. Sie vermittelt Souveränität, hilft bei der Annahme neuer Lebenssituationen und den damit verbundenen Ängsten, baut psychisch auf und verstärkt das persönliche "Schutzschild". Auf der physischen Ebene steigert es die Abwehr, wirkt schleimlösend und antiseptisch.

Zitrone

Steht für Frische, Klarheit, Sauberkeit. Das Aroma regt im Gehirn den Mandelkern und den Hippokamus an, fördert Geistesblitze und die Kommunikation, hellt die Stimmung auf und fördert generell die Aktivität. Geistige Fehlleistungen vermindern sich, womit sich dieses Öl ganz besonders für Raumbeduftungen auch im beruflichen Bereich eignet. Zitrone wirkt keimtötend, fiebersenkend und entzündungshemmend. Sie tonisiert den Kreislauf, kräftigt das Zahnfleisch und dient der Vorbeugung und Behandlung von Erkältungskrankheiten.

Zypresse

Desodorierend, schweißhemmend, generell anregend, wie auch andere Nadelöle. Außerdem insektenabweisend und im seelischen Bereich konzentrationsfördernd und ausgleichend. Zypresse klärt den Raum.

Literaturverzeichnis

Empfehlenswerte Literatur zur Welt der Aromen

Fischer-Rizzi, Susanne, Aroma-Massage, Irisiana, München 1993

Fischer-Rizzi, Susanne, Himmlische Düfte, Hugendubel, München 1989

Keller, Erich, Astro-Düfte, Goldmann, München 1995

Kettenring, Maria M., Raumdüfte, Joy-Verlag, Sulzberg 1995

Kraus, Michael, Aromatherapie für jeden Tag, Simon & Wahl, Gaimersheim 1992

Lavabre, Marcel, Mit Düften heilen, Bauer, Freiburg 1994

Stead, Christine, Aroma-Therapie, Econ, Düsseldorf 1993

Tisserand, Robert B., Aroma-Therapie, Bauer, Freiburg 1988

Werner, Monika, Ätherische Öle, Gräfe und Unzer, München 1996

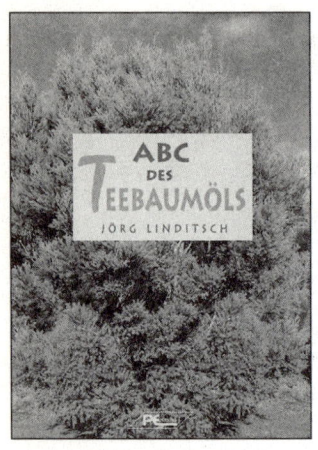